• 国家卫生和计划生育委员会"十三五"规划教材

• 全国高等学校教材

供眼视光学专业用

低 视 力 学

—— 第 3 版 ——

主　　编　周翔天

副 主 编　胡建民　廖洪斐　魏　欣

编　　者（以姓氏笔画为序）

于旭东　温州医科大学

杜　蓓　天津医科大学

周翔天　温州医科大学

赵　军　暨南大学附属深圳眼科医院

胡建民　福建医科大学

廖洪斐　南昌大学

魏　欣　四川大学

编写秘书　陈　斯　温州医科大学

融合教材数字资源负责人　廖洪斐　南昌大学

融合教材数字资源秘书　陈大复　南昌大学

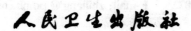

人民卫生出版社

图书在版编目（CIP）数据

低视力学 / 周翔天主编. —3 版. —北京：人民卫生出版社, 2017

ISBN 978-7-117-24567-8

Ⅰ. ①低… Ⅱ. ①周… Ⅲ. ①弱视－眼科学－医学院校－教材 Ⅳ. ①R777.4

中国版本图书馆 CIP 数据核字（2017）第 117755 号

| 人卫智网 | www.ipmph.com | 医学教育、学术、考试、健康，购书智慧智能综合服务平台 |
| 人卫官网 | www.pmph.com | 人卫官方资讯发布平台 |

低视力学

第 3 版

主　　编：周翔天

出版发行：人民卫生出版社（中继线 010-59780011）

地　　址：北京市朝阳区潘家园南里 19 号

邮　　编：100021

E - mail：pmph @ pmph.com

购书热线：010-59787592　010-59787584　010-65264830

印　　刷：中农印务有限公司

经　　销：新华书店

开　　本：850×1168　1/16　印张：9　插页：1

字　　数：272 千字

版　　次：2004 年 6 月第 1 版　2017 年 7 月第 3 版
　　　　　2023 年 11 月第 3 版第 10 次印刷（总第 17 次印刷）

标准书号：ISBN 978-7-117-24567-8

定　　价：36.00 元

打击盗版举报电话：010-59787491　E-mail：WQ @ pmph.com

质量问题联系电话：010-59787234　E-mail：zhiliang @ pmph.com

第三轮全国高等学校眼视光学专业本科国家级规划教材（融合教材）修订说明

第三轮全国高等学校眼视光学专业本科国家卫生计生委规划教材，是在第二轮全国高等学校眼视光学专业本科卫生部规划教材基础上，以纸质为载体，融入富媒体资源、网络素材、数字教材和慕课课程形成的"五位一体"的一套眼视光学专业创新融合教材。

第一轮全国普通高等教育"十五"国家级规划教材、全国高等学校眼视光学专业卫生部规划教材于2003年启动，是我国第一套供眼视光学专业本科使用的国家级规划教材，其出版对于我国眼视光学高等教育以及眼视光学专业的发展具有重要的、里程碑式的意义，为我国眼视光学高级人才培养做出了历史性的巨大贡献。本套教材第二轮修订于2011年完成，其中《眼镜学》为普通高等教育"十二五"国家级规划教材。两轮国家级眼视光专业规划教材建设对推动我国眼视光学专业发展和人才培养、促进人民群众眼保健和健康起到了重要作用。

在本套第三轮教材的修订之时，正逢我国医疗卫生和医学教育面临重大发展的重要时期，我们贯彻落实全国卫生健康大会精神和《健康中国2030规划纲要》，按照全国卫生计生工作方针、医药协同综合改革意见，以及传统媒体和新兴媒体融合发展的要求，推动第三轮全国高等学校眼视光学专业本科国家级规划教材（融合教材）的修订工作。

本轮修订坚持中国特色的教材建设模式，即根据教育部培养目标、国家卫生计生委用人要求，医教协同，由国家卫生计生委领导、指导和支持，教材评审委员会规划、论证和评审，知名院士、专家、教授指导、审定和把关，各大院校积极参与支持，专家教授组织编写，人民卫生出版社出版的全方位教材建设体系，开启融合教材修订工作。

本轮教材修订具有以下特点：

1．本轮教材经过了全国范围的调研，累计共有全国25个省市自治区，27所院校的90名专家教授进行了申报，最终建立了来自15个省市自治区，25个院校，由52名主编、副主编组成的编写团队，代表了目前我国眼视光专业发展的水平和方向，也代表了我国眼视光教育最先进的教学思想、教学模式和教学理念。

2．课程设置上，由第二轮教材"13+3"到本轮教材"13+5"的转变，从教师、学生的需要出发，以问题为导向，新增《低视力学实训指导》及《眼视光学习题集》。

3．对各本教材中交叉重复的内容进行了整体规划，通过调整教材大纲，加强各本教材主编之间的交流，力图从不同角度和侧重点进行诠释，避免知识点的简单重复。

4．构建纸质＋数字生态圈，完成"互联网＋"立体化纸数融合教材的编写。除了纸质部分，新增二维码扫码阅读数字资源，数字资源包括：习题、视频、动画、彩图、PPT课件、知识拓展等。

5．依然严格遵守"三基"、"五性"、"三特定"的教材编写原则。

6. 较上一版教材从习题类型、数量上进行完善,每章增加选择题。选择题和问答题的数量均大幅增加,目的是帮助学生课后及时、有效地巩固课堂知识点。每道习题配有答案和解析,学生可进行自我练习。自我练习由学生借助手机或平板电脑终端完成,操作简便,激发学习兴趣。

本套教材为 2017 年秋季教材,供眼视光学专业本科院校使用。

第三轮教材（融合教材）目录

1. 扫描封底圆形图标中的二维码，注册并登录激活平台。

2. 刮开并输入激活码，获取数字资源阅读权限。

3. 在激活页面查看使用说明，下载对应客户端或通过 PC 端浏览。

4. 使用客户端"扫码"功能，扫描教材中二维码即可快速查看数字资源。

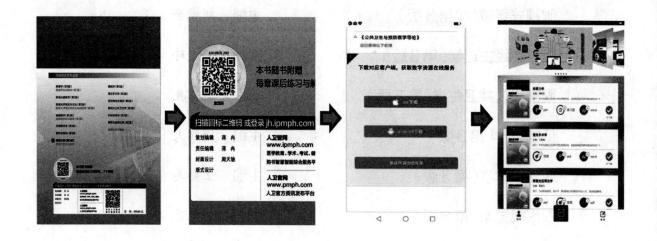

前 言

随着经济的发展和科技的进步,特别是我国老龄化进程加快,低视力病人对视觉健康有了更高的要求与期望。同时,视光师及眼科医师也开始越来越多地关注低视力病人,希望通过各种方法来提高他们的生活质量,帮助其更积极地参与社会活动与工作。推动低视力学的发展已经成为政府、社会和行业的共识。

本书是对 2011 年出版的《低视力学》(第 2 版)进行修订后的第 3 版。在修订过程中,编者们充分听取了高校师生及低视力临床医师的反馈意见及建议,同时根据近几年低视力学的最新进展,对本书的布局、内容及配套材料进行了适当的调整。通过减少部分与眼视光学系列教材重叠的理论知识,增加实践应用范例,并通过增加章末习题,拍摄视频教程,编写与本书配套的《低视力学实训指导》,使本课程有了更强的可操作性,让读者能够更加形象具体地了解和掌握低视力学相关检查方法和康复训练技术。这对于医学院校学生在学习过程中进行模拟训练,以及低年资低视力专科医生进行临床诊疗均具有更强的实践指导价值。

本书的撰写、修订和出版得到了人民卫生出版社及各编者所在单位的鼎力协助。本书的完成首先建立在第 2 版教材编者辛勤工作成果的基础上,并凝聚了参与本次教材编写的各位编者及众多专家的智慧与心血,谨在本书再版付梓之际,表示诚挚的谢意,感谢大家为本书作出的努力和贡献。

由于编写水平有限,难免存在不妥甚至错误之处,恳请广大师生及临床工作者予以斧正。

周翔天

2017 年 2 月

目　录

融合教材数字资源目录

第一章

低视力概述

本章学习要点

- 掌握：低视力的定义；世界卫生组织制定的低视力及盲的分级标准；我国制定的低视力及盲的分级标准。
- 熟悉：世界卫生组织关于紊乱、损伤、活动受限以及参与受限的国际分级标准。
- 了解：我国低视力的病因及其流行病学现状。

关键词 低视力 盲 分级

第一节 低视力的定义

低视力（low vision）是指经过标准的屈光矫正、药物、手术等一系列治疗后，双眼中较好眼的最佳矫正视力仍达不到病人需要的标准。因此，低视力是一个功能性定义，可应用于任何因患有疾病或机体功能紊乱而影响视觉系统的病人。低视力学就是研究如何充分利用病人的"残存视力"，通过改善环境、借助康复器具等方法使病人参与社会活动及工作的学科。

第二节 低视力的相关分级标准

一、世界卫生组织制定的低视力、盲及视力损伤的分级标准

1940 年初世界卫生组织（world health organization，WHO）即对视力损伤予以关注。1973 年 WHO 指出，影响视力损伤数据收集的关键是缺乏规范的定义。分析显示，全世界范围内共有 65 种关于低视力和盲（blindness）的定义。为了使低视力和盲的分级标准相一致，WHO 提出了一个可全世界应用的分级标准（表 1-1）。低视力及盲的标准制定不仅是技术问题，还关系到社会福利的提供，因为发达国家与发展中国家的政府能够向民众提供的社会福利不同，因此 WHO 提出的低视力及盲的分级标准是基本标准。各国政府有必要在此基础上提出适合本国国情的低视力及盲的分级标准。

表 1-1　世界卫生组织制定的低视力及盲的分级标准（1973 年）

类别	级别	最佳矫正视力（双眼中好眼）	
		低于	等于或优于
低视力	1	0.3	0.1
	2	0.1	0.05（3m 指数）
盲	3	0.05	0.02（1m 指数）
	4	0.02	光感
	5	无光感	

注：中心视力好，但视野小，以注视点为中心，视野半径<10°但>5°为 3 级盲；视野半径<5°为 4 级盲。

2003 年 9 月在日内瓦 WHO 总部召开的"制定视力丧失和视功能特征标准"的专家咨询会议上制定了"新的视觉损伤分类标准"（表 1-2）。

表 1-2　新的 WHO 视觉损伤分类标准

分类	日常生活远视力	
	视力低于	视力等于或优于
轻度或无视力损伤 （mild or no visual impairment） 0		6/18 3/10（0.3） 20/70
中度视力损伤 （moderate visual impairment） 1	6/19 3.2/10（0.3） 20/63	6/60 1/10（0.1） 20/400
重度视力损伤 （severe visual impairment） 2	6/60 1/10（0.1） 20/400	3/60 1/20（0.05） 20/400
盲 3	3/60 1/20（0.05） 20/400	1/60 或 1m 指数 1/50（0.02） 5/300（20/1200）
盲 4	1/60 1/50（0.02） 5/300（20/1200）	光感
盲 5		无光感
9	未确定或未具体说明（undetermined or unspecified）	

注：日常生活远视力（presenting distance visual acuity）是指一个人在日常屈光状态下所测远视力。如：受检者未配戴远用矫正眼镜，则检查裸眼视力；受检者配戴远用矫正眼镜，并经常戴用，则检查戴镜后视力；受检者配戴远用矫正眼镜，但并不经常戴用，则检查裸眼视力。

二、我国制定的低视力及盲的分级标准

我国对低视力及盲的分级与 WHO 基本相同。我国于 1987 年在全国 29 个省、自治区、直辖市进行了残疾人抽样调查，调查内容包括视力障碍，为便于调查员掌握，制定了以下低视力及盲的标准（表 1-3）。在 2006 年第二次全国残疾人抽样调查中仍使用此标准。

笔记

表 1-3 我国制定的低视力及盲的标准（1987 年）

类别	级别	最佳矫正视力（双眼中好眼）
盲	一级盲	<0.02～光感，或视野半径<5°
	二级盲	<0.05～0.02，或视野半径<10°
低视力	一级低视力	<0.1～0.05
	二级低视力	<0.3～0.1

注：1. 盲或低视力均指双眼而言。若双眼视力不同，则以视力较好的一眼为准。如仅有单眼为盲或低视力，而另一眼的视力达到或优于 0.3，则不属于视力障碍范畴。

2. 最佳矫正视力是指以适当镜片矫正所能达到的最好视力，或以针孔镜所测得的视力。

3. 视野半径<10°者，不论其视力如何均属于盲。

第三节 关于紊乱、损伤、活动受限和参与受限的概念

为了建立一种标准化的术语体系，从而为健康状态的分类提供参考，WHO 于 1980 年制订了"国际残损、残疾和残障分类"（International Classification of Impairment, Disability and Handicap, ICIDH）。经过长期实践与不断完善，WHO 于 2001 年 5 月第 54 届世界卫生大会上发布了新的分类体系——"国际功能、残疾和健康分类"（International Classification of Functioning, disability and health, ICF），为了保持与"国际残损、残疾和残障分类"的连续性，将其简称为 ICIDH-2。在第一版中，把身体器官上的缺损称为"残损"，个体的功能受限称为"残疾"，社会的参与障碍称为"残障"。每一个定义都有一个"残"字，从情感上令人难以接受。因此 ICIDH-2 把组织器官上的缺损称为"损伤"，个体功能受限称为"活动受限"，社会参与困难称为"参与受限"。

对于低视力病人同样适用这套分类体系，即紊乱（disorder）、损伤（impairment）、活动受限（activity limitation）、参与受限（participation restriction）（表 1-4）。这些术语既不同义也不可相互换用，它们代表了由机体功能紊乱所导致的各个方面问题的结果。

表 1-4 WHO 关于紊乱、损伤、活动受限以及参与受限的国际分级（ICIDH-2）

分类	疾病过程中不同的功能结果
紊乱	因疾病或外伤损害视觉器官或视路的结果
损伤	因疾病或外伤所致功能下降导致的可测量的结果
活动受限	因疾病或外伤所致病人的能力下降而判断的结果
参与受限	因疾病或外伤所致病人社会能力下降而判断的结果

表 1-5 是该分级标准在眼科的应用举例。理解这些术语、概念有助于将临床上量化的视功能结果与个人的视觉能力下降、社会活动受限相互联系起来。

表 1-5 器官的功能失调、损伤或丧失分级以及病人视力障碍分级

	器官		病人	
	紊乱	损伤	活动受限	参与受限
描述	疾病或外伤	功能下降	技能或能力下降	社会参与能力受限
例 1	年龄相关性黄斑变性	视力或对比敏感度下降，中心暗点	阅读速度或流畅度下降	辨认字迹及通信困难
例 2	视网膜色素变性	视野缺损，暗视力下降，对比敏感度下降	暗环境活动受限	夜间无法单独外出，社交活动减少
例 3	先天性白内障/无晶状体眼	视功能发育障碍，视力、对比敏感度低下	阅读、学习困难	教育发展受限
例 4	眼皮肤白化病	畏光，视力、对比敏感度下降	强光下定向困难	日间户外活动受限

笔记

第四节　低视力康复的特点

低视力康复的目的就在于减小视力下降所导致的功能障碍。要达到这一目的,一方面需要充分使用病人的残余视力。眼科医生的首要任务便是鉴别、了解病人因视力受损所导致的直接或间接的功能障碍。其中,阅读、辨认面孔和活动最为重要。另一方面,则需要眼科医生通过眼部检查进一步详细评估病人的视功能,从而更好地理解病因和评估预后。视力、视野、对比敏感度、色觉、明暗适应能力、眼球运动和固视能力异常等都是临床上可定量的视功能相关检测手段。然而,单纯测量上述指标是否超出阈值是不够的。临床工作者进行某项工作时,还应该对其难易程度、效率、准确度以及其对视觉刺激上更精细的变量,如光照强度、视觉干扰等的依赖程度进行评价。低视力康复的任务就是通过使用光学助视器或电子助视器等设备,为低视力病人提供便利的、改善视觉能力的方法,可采用的光学处理方法包括放大、缩小、棱镜、滤光镜、控制照明、电子显示系统等,同时还可以对病人进行视功能训练。

对病人视力方面的保健仅仅是低视力病人整个康复过程中的一部分,提供其他康复性服务也很重要。康复专家、活动指导者、物理治疗师、特殊教育者以及社会工作者都是专业康复团队的重要成员,能为低视力病人提供相关的策略、技术以及培训,提高他们的工作能力或使其能利用对视力要求较低的设备来完成某项工作。通常低视力病人的心理、社会以及娱乐等多方面需求的满足多来自家庭、朋友,同时也需要专业人员的大量关注和支持。对于许多低视力病人,尤其是成年后出现视力丧失者,可能需要职业咨询或者培训,以及对工作环境的适应性训练。

第五节　低视力的病因及其流行病学现状

一、全球范围内低视力的病因及其流行病学现状

2002 年 WHO 根据视力障碍标准而作出的评估报告显示,全球至少有 3700 万盲人,另有 1.24 亿低视力病人。WHO 认为低视力和盲是影响社会发展的重要障碍。对于低视力和盲的病因,大多数可以通过初级干预或二级治疗进行防治。全球范围内低视力与盲的病因与患病率为:白内障(47.8%),青光眼(12.3%),年龄相关性黄斑变性(8.7%),角膜混浊(5.1%),糖尿病视网膜病变(4.8%),儿童盲(3.9%),沙眼(3.6%),河盲(0.8%),其他(13%)。然而,视力损害情况因地区不同而不同(表 1-6)。

表 1-6　WHO 区域性视力损伤的全球估算(百万)(2002 年)

	非洲地区	美洲地区	东地中海地区	欧洲地区	东南亚地区	西太平洋地区	总计
人口数	672.2	852.6	502.8	877.9	1590.8	1717.5	6213.9
盲人占总人数的百分比(%)	6.8(1.0)	2.4(0.28)	4(0.8)	2.7(0.3)	11.6(0.7)	9.3(0.54)	36.9(0.6)
占盲人总数的百分比(%)	18	7	11	7	32	25	100
低视力人数(%)	20(3.0)	13.1(1.5)	12.4(2.5)	12.8(1.5)	33.5(2.1)	32.5(1.9)	124.3(2.0)
视力损伤人数(%)	26.8(4.0)	15.5(1.8)	16.5(3.3)	15.5(1.8)	45.1(2.8)	41.8(2.4)	161.2(2.6)

以上数据显示,导致视力障碍的主要眼病与老龄化有关。虽然在发达国家白内障已不是主要视力障碍原因,但在全球范围内它仍是导致视力障碍最主要的眼病。而位居全球第3位的年龄相关性黄斑变性则是发达国家视力障碍的主要原因。

各类视力损害病因的周期性评估对于监测及消除可避免盲、减少视力损害,以及确定资源分配使用的优先次序是非常必要的。

二、我国低视力的病因及其流行病学现状

我国于 1987 年及 2006 年分别进行了全国残疾人抽样调查,视力障碍人数推算结果见表 1-7,视力障碍主要病因见图 1-1 与图 1-2。

表 1-7　1987 年及 2006 年全国视力障碍(盲及低视力)人数推算结果

年	盲率	低视力患病率	盲人数(万)	低视力人数(万)	视力障碍人数(万)
1987	0.43%	0.58%	560	750	1310
2006	0.31%	0.63%	406	827	1233

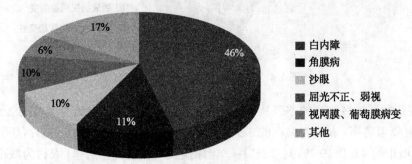

图 1-1　1987 年全国视力障碍主要病因及其构成比

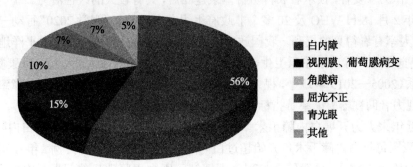

图 1-2　2006 年全国视力障碍主要病因及其构成比

以上数据显示,1987 年沙眼这种传染性眼病是我国的主要致盲病因之一,占第 3 位。但由于防治得当,更重要的是人民生活水平的不断提高,在 2006 年沙眼不但不是主要致盲原因,且构成比明显下降,几近消灭,主要存在于我国卫生条件较差的边远、少数民族地区。

2001 年北京市眼科研究所进行了北京眼病研究(Beijing Eye Study, BES),对北京城乡≥40 岁人群在限定区域并进行年龄分层的基础上进行了低视力、盲的患病率和病因的调查。结果显示,低视力的患病率为 0.99%,盲的患病率是 0.39%。在导致视力障碍的眼病中(图 1-3,图 1-4),白内障和病理性近视所占比例较大,其中白内障属于可避免盲,而病理性近视在伴随严重视网膜病变的情况下视功能往往难以恢复,需要进行低视力康复。因此,在今后一个时期内,采取有效的预防和治疗措施,普及眼病防治知识,控制新的视力障碍人群出现十分重要。

笔记

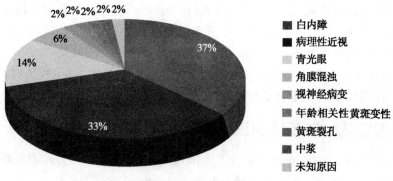

图1-3　低视力原因及其构成比（BES）

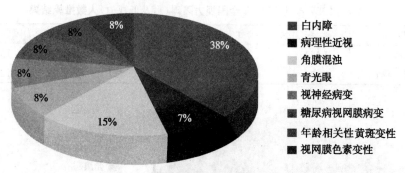

图1-4　致盲原因及其构成比（BES）

　　该研究还发现城乡防盲的差距具体表现在①白内障手术率：农村为城市的2/5（0.8%对1.8%）；白内障患病率：农村为城市的1.3倍（农村为23.6%，城市为17.9%）；②青光眼致盲率：农村为城市的4.6倍（9.7%对2.1%）；③糖尿病视网膜病变患病率：农村为城市的1.5倍（35.4%对23.8%）；④视力损伤5年发病率：农村为城市的4倍（0.8%对0.2%）。这也说明了农村防盲工作的重要性，预示着农村防盲体系建立后，具有较大的改善潜力。

　　1999年2月18日WHO及20多个非政府组织在全球发起"视觉2020"行动——消灭可避免盲·人人享有看得见的权利。我国政府高度重视防盲治盲工作，在西太平洋地区第一个启动了"视觉2020"行动。在原卫生部等部门制定的《中国残疾人"人人享有康复服务"评价指标体系（2005—2015年）》中，视力障碍居于主要地位，并明确规定了白内障致盲病人手术率和低视力者助视器验配率等指标。

　　我国近年来大力开展白内障手术。20世纪80年代初期每年仅数万例白内障手术，从2000年起我国每年白内障手术量开始超过白内障盲人的发生数（40万例/年），实现了白内障手术量的历史性转变，使我国一定程度上缓解了因白内障致盲的问题。在"百万贫困白内障患者复明工程"项目引导下，2015年我国百万人口白内障手术率（cataract surgical rate，CSR）已超过1500，较"十一五"末期提高了56%。

　　2016年国务院公布了《"十三五"加快残疾人小康进程规划纲要》。在此基础上国家卫生计生委办公厅印发了《"十三五"全国眼健康规划（2016—2020年）》，其目标包括，90%以上的县有医疗机构能够独立开展白内障复明手术；进一步提高CSR，到2020年底全国CSR达到2000以上，农村贫困白内障病人得到有效救治；重点在儿童青少年中开展屈光不正的筛查与科学矫正，减少因未矫正屈光不正导致的视觉损伤；巩固消除致盲性沙眼成果；进一步加强糖尿病视网膜病变等眼病的早期诊断与治疗；普遍开展早产儿视网膜病变防治培训，降低早产儿视网膜病变发病率和致残率；开展低视力诊疗、康复工作，建立眼科医疗机构与低视力康复机构的合作、转诊工作机制等。

　　　　　　　　　　　　　　　　　　　　　　　　　　　　　　　（周翔天　徐　亮）

二维码 1-1
扫一扫,测一测

参 考 文 献

1. 孙葆忱. 临床低视力学. 第 2 版. 北京:华夏出版社,1999

2. Richard L,Brilliant. Essentials of low vision practice. Boston:Butterworth-Heinemann,1999

3. Donald CF. Low vision rehabilitation:caring for the whole person. San Francisco:American Academy of Ophthalmology,1999

4. 陈建华,徐亮,胡爱莲,等. 北京市城乡限定人群低视力与盲的患病率及其病因的调查. 中华医学杂志,2003,83(16):1413-1418

5. Resnikoff S,Pascolini D,Etya'Ale D,et al. Global data on visual impairment in the year 2002. Bulletin of the World Health Organization,2004,82(11),844-850

6. 吴淑英,李筱荣. 儿童低视力保健学. 天津:天津科技翻译出版公司,2007

7. Colenbrander A,Goodwin L,Fletcher DC. Vision rehabilitation and AMD. Int Ophthalmol Clin,2007,47(1):139-148

8. Barbara Brown. The Low Vision Handbook for Eyecare Professionals. 2nd ed. New Jersey:Slade Inc,2007

9. 赵家良. 关注低视力的预防和康复是社会进步的表现. 中华眼视光与视觉科学杂志,2010,12(3):161-163

笔记

视功能评估

通过视功能评估，可以了解低视力病人视功能损害的性质和程度，指导病人进行低视力康复训练，充分开发利用潜在残余视力，提高自主学习、生活、工作能力，帮助他们融入社会，减轻家庭、社会负担，提升低视力病人生存质量。

第一节　病 史 采 集

低视力病人的病史采集可以帮助医生了解低视力病人既往眼科治疗过程、康复需求、使用助视器的经验以及全身情况等，从而指导低视力病人进行有效的低视力康复。

1. 了解病人一般情况，包括姓名、性别、年龄、职业、文化程度、通讯地址和电话等；对儿童低视力病人还要记录家长姓名。

2. 了解病人家族史及遗传病史，必要时应转诊到遗传咨询门诊。

3. 了解病人全身病史，部分视力障碍的病人可能同时合并身体其他部位的功能障碍，如听力障碍、智力障碍等。因此对多种功能障碍的病人需要制定个性化的视觉康复计划。

4. 了解病人一般眼科病史和治疗过程，对于确实无法治疗的低视力病人，医生需要明确告知；如果有进一步提高视力的需要，助视器是他/她最好的选择。

5. 了解病人的康复需求及使用助视器的经验等。有些病人主要要求通过使用助视器提高阅读能力；而有些病人要求提高看电视、黑板的能力；对于要求提高行走能力的病人，医生应该向病人解释，目前尚不能借助助视器解决行走问题。

第二节　视 力 检 查

一、远视力检查

视力即视敏度，它代表形觉功能。通常所说的视力是指中心视力，它反映功能最敏锐的视网膜黄斑中心凹的功能。

笔记

视力检查是测定视网膜黄斑中心凹处分辨二维物体形状和位置的能力。由于视力检查最能正确地评价病人的视功能情况，所以它被列为眼科检查之首。对于低视力病人，视力检查尤为重要。它是选择低视力助视器的主要依据，并可以评价常见眼病治疗前后的疗效。为了获得准确的视力检查结果，最好由专门的低视力门诊护士甚至医生进行检查。

在我国低视力门诊，成人常用的视力表为国际标准视力表或标准对数视力表，但两者对低视力病人都存在一些不足。如国际标准视力表 0.1 这行仅有一个视标；0.2 只有两个视标；0.1~0.2 之间无视标；0.1 的视标比 0.2 的大 1 倍，0.9 的视标比 1.0 的仅大 1/9，即视标增率不一致。而标准对数视力表克服了 0.1~0.2 之间无视标的缺点，两者之间有两行视标 0.12 和 0.15，增率相等，可以变距测量。但它的缺点是 0.1~0.2 每行的视标数目太少。Baily-Lovie 的 LogMAR 视力表是目前国际上广泛用于低视力病人检查的视力表之一。它的视标按照几何级数设计，视标增率恒等于 4/5，即视力表上的每一行字母是下面一行字母的 5/4。每行均有 5 个视标（图 2-1）。正常人最小分辨力为 1′ 视角，它的对数是 0。该视力表在 0.1~1.0（20/200~20/20）之间共有 10 行视标。在 LogMAR 视力表的基础上，1978 年 Taylor 又设计了一种新型视力表，它的视标也按照几何级数设计，字母开口方向由随机数字表决定，共 11 行字母。该表简便易用。用于低视力病人检查的视力表还有灯塔远视力表，该视力表 0.1 视标有两个，0.1~0.2 之间有两行视标。

另外，我国吴淑英等遵守 Weber-Fechner 法则，参考 LogMAR 视力表，设计了适合我国的低视力专用视力表，如汉字、阿拉伯数字（图 2-2）和儿童图形视力表等。对于学龄前儿童和智力低下的儿童，可以使用儿童视力表，见第五章。

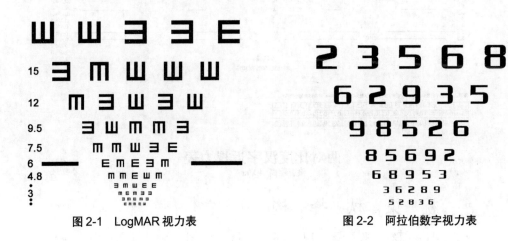

图 2-1　LogMAR 视力表　　　　　　　图 2-2　阿拉伯数字视力表

二、近视力检查

由于许多低视力病人有近距离工作的需求，如儿童低视力病人阅读课本、老年低视力病人阅读报刊及杂志等，因此准确了解这些病人近视力情况，对于指导其视觉康复非常重要。一般来说，如果病人近视力在 0.5 以上，则一般可无困难地阅读书刊等普通印刷品。对于低视力病人，可用以下视力表进行近视力检查和助视器验配。

（一）LogMAR 近视力表

LogMAR 近视力表是目前国际上广泛用于低视力病人近视力检查的视力表之一。它的设计原理与远视力表相同，每行均有 5 个视标，视标由字母或数字组成。检查距离为 40cm。

（二）近用汉字阅读视力表

专门用于中国人的两对比度汉字近视力表具备两个主要特征：①汉字作为视标，符合

笔记

人眼分辨率检测的基本原理,在设计表达上与其他视力表相通,可以互换分析;②利用汉字出现频率、汉字空间频率及心理物理学的分析方法确定视标,使得检测获得的汉字视力等同于真实辨认汉字的能力。

　　该视力表标准检查距离为40cm,也可选用25cm为检查距离。近视力表共有两张,均由正反两面组成,其中一张正面是以少笔画数汉字作为视标的两对比度汉字近视力表(图2-3A),另一张正面是以中笔画数汉字作为视标的两对比度汉字近视力表(图2-3B),两张近视力表的反面均为两对比度标准对数近视力表(图2-3C)。少笔画汉字视标适用于低学龄儿童,中笔画汉字视标适用于青少年和成人。上述3种视力表均设有100%和10%高、低两种对比度。汉字视力表高对比度部分可以用于测量各种人群的汉字近视力、老视的验配、低视力助视器的验配;标准对数近视力表高对比度部分用于各种人群近视力测定与视力障碍的筛查。3种视力表的低对比度部分可用于初步筛查早期白内障、青光眼等眼病。同一种对比度视标中设置了两个版本的小视标用于视力的重复测量,避免记忆效应。

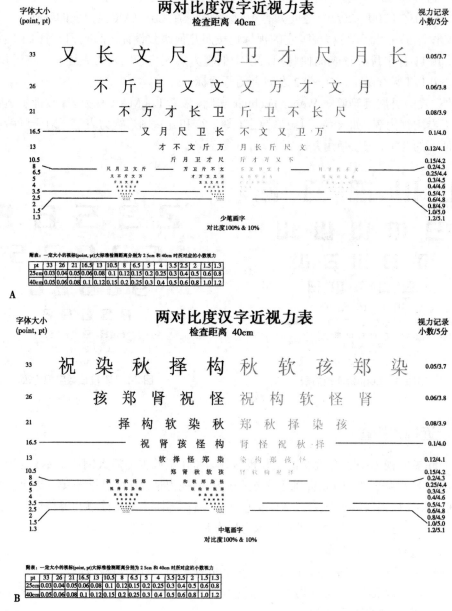

图2-3　近视力表

A. 少笔画数汉字近视力表　B. 中笔画数汉字近视力表

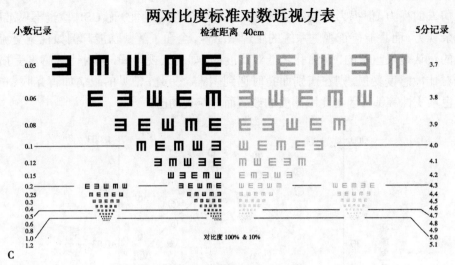

图 2-3　近视力表（续）

C. 两对比度标准对数近视力表

三、其他视力检查法

激光干涉条纹法检查是利用激光的相干特性，使氦氖激光在视网膜上产生粗细可调的干涉条纹，按被检者所能辨别的最细条纹来推测视力。通过该方法得到的视力又称视网膜视力。由于它不受屈光状态的影响，多用于预测白内障术后可能获得的视力情况；对高度近视或远视者有较准确的检测性。

客观视力检查是利用视动性眼震原理设计的。将粗细黑白相间的垂直条纹或黑白相间的正方形格子附在转鼓上，在被检者眼前水平方向转动，观察被检眼有无眼球震颤，从而推断被检眼的视力情况。也可以使用视觉诱发电位（visual evoked potential, VEP）方法检查客观视力。

第三节　视觉对比敏感度检查

视觉对比敏感度（contrast sensitivity function, CSF）是在明亮对比变化下，人的视觉系统对不同空间频率的正弦光栅视标的识别能力。它是一种形觉功能的定量检查，是区别颜色间细微差别及其边界的能力。

视觉最重要的功能之一为形觉，以往临床上评价眼形觉功能改变通常是用视力表进行测量。视力表是在白色的背景下由黑色符号或视标所制成，它表明的视力是对微小细节（高空间频率）的分辨能力，其对比度为100%。因此，视力测量反映的仅仅是黄斑部的高对比、小目标的分辨功能。

对比敏感度由黑色条栅与白色间隔的亮度来决定。以空间频率（即1°视角内所含阴暗光栅数目）为横轴，它的对比敏感度函数（对比敏感度值）为纵轴，绘制出对比敏感度函数曲线（图2-4），又称调制传递函数曲线（modulation transfer function, MTF）。敏感度阈值越低，对比敏感度越高，视觉系统就越敏感。正常人此曲线为一倒"U"形，或山形。该曲线可以较完整地反映视功能。

黄斑变性的低视力病人在配戴远用助视器后不仅视力普遍提高，更重要的是 CSF 峰值也提高了。视力提高是由于助视器的放大作用，使视网膜上的成像扩大，而 CSF 峰值的提高是由于助视器的放大倍数增加了视网膜的刺激区域，使成像的格栅刺激了黄斑变性之外的视网膜，它提示 CSF 峰值随着正常人视野大小的变化而变化。远用助视器可以提高低视

笔记

力及盲病人的视力,但视力结果不能准确反映他们的视觉功能,而 CSF 检查不仅准确地测知其残余视力,而且能检查视觉系统的生理敏感性,全面了解其功能。例如视觉交流中,人的面孔的辨认是很重要的,而面孔是低对比度的,如病人视力好,但对比敏感度受损,特别在低频对比敏感度受损,则在辨别面孔时遇到困难。另外,常见的眼病如青光眼、白内障、视网膜色素变性等都可因对比敏感度的改变而影响视功能。

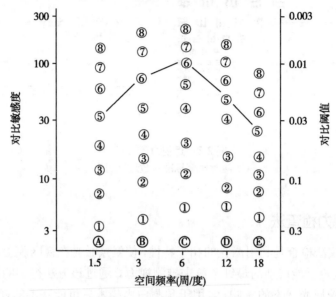

图 2-4　对比敏感度函数曲线

CSF 检查结果还使我们进一步了解低视力病人配戴助视器后阅读能力变化。CSF 检测如检测到病人能看到 3 个或 3 个以上的空间频率值,常提示病人有较好的持久阅读能力,但低于 3 个空间频率值则常常说明病人缺乏持久阅读能力,在这种情况下,应为病人配戴更大倍数的助视器。这将帮助低视力门诊医生正确为病人选用助视器。

第四节　屈 光 检 查

所有低视力病人都要进行常规和细致的屈光检查,以判断病人裸眼视力是否可以矫正。因为在临床实践中发现某些疾病常伴有明显屈光不正,如白化病、双眼弱视、核性白内障、先天性白内障术后以及圆锥角膜等。著名低视力专家 Fonda 曾指出经过细心的屈光检查,约有 20% 的低视力病人视力得以提高。因此,屈光检查是低视力门诊最基本的,也是常规的一项重要检查。

一、客观验光法

客观验光法(objective refraction)又称他觉验光法,它是通过客观检查的方法,来获得眼屈光状态的信息。在客观验光法中,最主要的方法是视网膜检影镜法。此外,还有角膜曲率计法、直接检眼镜法、自动验光仪和自动角膜曲率计等方法。视网膜检影镜法是一种用检影镜来检查被检眼静态屈光的客观检查方法,适用于婴儿、文盲、聋哑人和不合作的病人。而角膜曲率计法对低视力病人的散光检查非常重要,如对圆锥角膜、角膜外伤、炎症和手术造成的角膜不规则散光、高度近视眼视网膜检影镜验光红色反光不清晰的病人、白内障病人等,可以借助角膜曲率计测量角膜表面曲率差别所造成的散光和屈光力差别。直接检眼镜法不是正式测量被检眼屈光的方法,但可以提供被检眼大致的屈光状态。自动验

笔记

光仪是屈光检查技术和电子计算机技术结合起来的产物,操作简单、速度快,适用于集体普查。但去除调节作用不够完全,因此检查结果只能作临床参考,不能直接做配镜处方。

二、主觉验光法

主觉验光法(subjective refraction)是在客观验光的基础上,对客观验光结果进行精细调整,通过被检者对不同镜片的主观视力反应,来获得眼屈光状态信息的一种方法。它包括镜片矫正法、云雾法、散光表法、交叉柱镜法、红绿二色试验法和自动主观验光仪法等。适用于能和检查者合作的被检查者。

三、睫状肌麻痹验光

睫状肌麻痹验光(cycloplegic refraction)又称散瞳验光。它是一种比较准确的获得人眼调节静止状态下的眼屈光状态信息的方法,即使用睫状肌麻痹剂将睫状肌麻痹,使眼球处于静止屈光状态下,在验光时可以不受调节作用的影响。但散瞳剂不一定都是睫状肌麻痹剂,如去氧肾上腺素、肾上腺素等仅仅是散瞳剂,而不是睫状肌麻痹剂。睫状肌麻痹的程度,一般由瞳孔扩大与对光反应消失程度来推测。对于低视力病人,屈光间质的清晰状况、眼球的固定和眼球震颤的情况直接影响验光的结果。需要指出的是,在睫状肌麻痹恢复后,需要再对低视力病人进行助视器的检查和使用。

第五节 视野检查

视野(visual field)是指周边视力,即当眼向前固视某一点时所能看到的空间范围。它反映的是视网膜黄斑部注视点以外的视力。距注视点30°以内的范围称为中心视野,30°以外的范围为周边视野。

视野是视功能的一个重要方面,世界卫生组织规定视野半径小于10°者,即使中心视力正常也属于盲。某些疾病如晚期青光眼、视网膜色素变性等,可能中心视力较好,但往往视野半径存留小于10°,也属于盲的范畴。视野检查属于心理物理学检查,反映的是被检查者的主观感觉,对于某些眼病的诊断,判断眼病的发展过程、预后和治疗的效果具有重要意义。伴有不同类型视野缺损的低视力病人,在低视力助视康复中须个性化考虑。对于中心暗点,助视原理是利用暗点周围相对正常的视网膜;管状视野的病人,因放大率有限,限制了助视器的使用。此外,管状视野病人伴残余中心视岛的敏感度下降明显,或视角太小,普通光学助视器助视不易获得成功。

一、视野计的设计和种类

视野检查分为动态视野检查和静态视野检查。

(一)动态视野检查(kinetic perimetry)

用同样刺激强度、大小不同的视标,从视野周边部不同方向向中心移动,记录被检查者刚能感受到视标出现或消失的点。这些光敏度相同的点构成了该视标检测的等视线(isopter),而由不同视标检测出的等视线绘成了"视野岛"。动态视野是测定视野周边的等视线。

(二)静态视野检查(static perimetry)

在视屏的各个设定点,不移动视标,通过逐渐增加视标的亮度,记录被检查者感受到该视标时的光亮度,也就是该点的阈值或视网膜敏感度。静态视野是以对光的敏感度来对视野指数作出定量分析的。

二、视野检查方法

（一）对比法（confrontation method）

是以检查者的正常视野与被检查者的视野进行比较的一种简便方法。该方法不需要任何设备，简便易行，但所获得的结果较粗略、无法记录。只能发现较大的周边视野缺损。适用于儿童、智力低下者和卧床行为不便的受检查者或大量体检时。

（二）平面视野计（tangent screen）

是一种检测中心视野的简便方法。常用大小不同的视标动态检测30°范围以内的中心视野，并绘制出等视线。

（三）弧形视野计（arc perimeter）

是一种简便的动态检测周边视野的方法。该视野计为半径33cm的半环弧形板，检查时，被检查眼注视中心目标，另一眼被遮盖，检查者沿弧的内侧面由周边向中央缓慢移动不同大小、不同颜色的视标，直到被检查眼看到视标，记录弧形视野计上所标明的度数。

（四）Goldmann 视野计（Goldmann kinetic perimetry）

为投射式半球形视野计，视标大小、亮度以对数梯度变化，能精确控制；背景照度能校正。视标不是沿着一条子午线移动，可任意变换视标的运动方向。检查者可通过望远镜监视被检查者的眼球位置，并记录被检查者按钮错误。它具有检查准确、敏感，且重复性好的优点。

（五）自动视野计（automated static threshold perimetry）

是由电子计算机程序控制的静态定量视野计。它通过检测被检查者对光的敏感度来定量分析和描述视野缺损的情况、定量测定视网膜光阈值。该视野计具有针对不同疾病的检查程序，如青光眼、黄斑疾病等。

（六）倍频视野计（frequency doubling perimetry，FDP）

是一种利用倍频现象设计的自动视野计，即当一刺激光标为低空间频率正弦反转格栅，高空间频率闪烁时，则产生空间频率增加1倍的视错觉。该视野计具有操作简单、检查时间短等特点，特别适用于青光眼的早期检查。

（七）Amsler 方格表（Amsler grid）

是一种检查中心10°范围的视野的方法，特别是对黄斑疾病的检查具有重要意义，且检查方法简便易行。被检查者在阅读距离注视由20×20个方格组成的 Amsler 方格表，观察是否有直线扭曲、方格大小不等、方格模糊或缺失的现象。线条变弯曲是黄斑部水肿的独特症状，线条中断或变暗可证明黄斑部病变的存在。

（八）黄斑微视野检查

黄斑病变的病人常有中心视野损害，即包括中心或旁中心绝对与相对暗点。常规的视野检查仪器在设计原理上均以受检眼稳定的中心凹注视为前提，所以无法对黄斑病变导致的视野改变作出精细的检测。了解低视力病人中心视野情况是视觉康复十分重要的内容。黄斑微视野计是精细检测黄斑区视网膜功能的新技术。通过该技术可检测黄斑病变病人的优先视网膜注视点（preferred retinal locus，PRL），使用三棱镜将原本射在黄斑病变部的光线转移到优先视网膜注视点，以达到视觉康复的目的。目前临床上用于黄斑微视野检查的仪器有两种：共焦激光扫描检眼镜（scanning laser ophthalmoscope，SLO），以及 Microperimeter-1（MP-1）微视野计。

这两种黄斑微视野计可对眼底实时成像监视，并追踪和补偿眼球运动，使刺激光标可以精确地投射到视网膜特定的位置。从而使对低视力、固视不良的黄斑疾病患眼进行精确

笔记

的、与眼底解剖结构对应的黄斑区视野检测成为可能,将眼底形态学检查与视网膜功能检查成功地结合在了一起。

SLO 可同时将波长为 632.8nm 的氦氖激光以及 780nm 的半导体红外激光投射到眼底后极部 33°×21° 的区域,氦氖激光用以产生背景光以及刺激视标光束,而红外激光则用以眼底共焦扫描成像。这使得刺激光束可以在眼底实时成像的监视下精确地投射到眼底的特定位置。配合相应的程度软件,可对中心视野的静态光敏感度阈值以及动态视野进行检测,还可检测注视点的位置以及稳定性。

MP-1 微视野计(图 2-5)并非共焦激光扫描成像,它的红外眼底摄像仪可对眼底 45° 区域实时成像,而刺激光标则以 LCD 液晶屏显示。相对于 SLO,MP-1 最大的优点在于可以自动追踪并补偿眼球运动造成的眼底位置偏移(这一过程在 SLO 中需手动进行),使光标可以准确地投射到预定位置,其配套软件可实现自动静态阈值微视野、自动动态微视野、注视功能以及阅读能力检测。

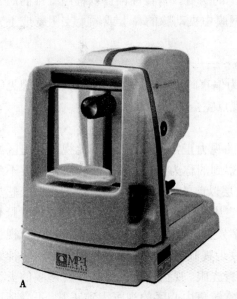
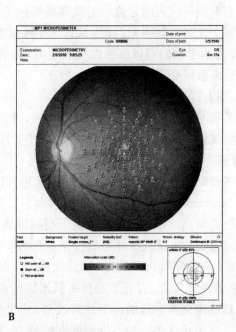

图 2-5 MP-1 微视野计及其正常检测图

三、正常视野

正常人动态视野的平均值为上方 56°,下方 74°,鼻侧 65°,颞侧 91°。即颞侧视野最广,上方视野最窄。正常的颜色视野以白色最广,依次为蓝色、红色、绿色递减。视野的大小受视标的大小、颜色、照明度和检查技术的影响,并且被检查者的睑裂大小、鼻梁高低、眶缘凸度、瞳孔大小、头位、屈光状态和合作程度等都对视野的检查结果产生影响。

视神经乳头在视野上为一椭圆形视野缺损,此为生理性的,又叫生理盲点。它是绝对性的阴性暗点。正常人生理盲点的中心在注视点颞侧 15.5°,在水平中线下 1.5°,其垂直径为 7.5°±2°,横径 5.5°±2°。生理盲点大小、位置因人而略有变化。

四、病理性视野

在视野范围内,除生理盲点外,出现其他任何暗点均为病理性暗点。对视标刺激的感觉反应,是一个从视网膜到大脑皮质之间各部分功能的综合反应。视野缩小和暗点都代表这一部分功能的损失。常见的病理性视野有:

笔记

（一）向心性视野缩小

视野检查中，各个方向均匀向内收缩，缩小后的视野在形状上与正常视野没有区别。严重的向心性视野缩小可以表现为管状视野，即视野只留注视点附近的一小块区域。向心性视野缩小主要见于视网膜脉络膜广泛性病变、视神经病变、青光眼、中毒性弱视；也可见于癔症、视力明显减退者或不合作、反应迟钝者。

（二）扇形视野缺损

视野检查中，以两条子午线的视野半径为境界的视野缺损，其尖端与注视点或生理盲点相连。尖端朝向生理盲点的扇形视野缺损主要见于视网膜中央动脉的某一分支阻塞或视网膜中央静脉的某一分支病变伴有大量视网膜出血者；尖端朝向注视点的扇形视野缺损主要见于视路疾病。

（三）偏盲

以正中垂直子午线或水平子午线将视野一分为二，一半视野缺损，另一半为正常者称偏盲。它对脑部疾病的定位诊断具有重要意义。双颞侧偏盲见于视交叉部病变；双鼻侧偏盲见于视交叉两侧的病变；同侧偏盲见于视束以上的病变。垂直性偏盲以神经纤维的病变占多数，而水平性偏盲以血管性疾病居多，如视网膜中央动脉的鼻上或颞上支阻塞或上方的缺血性视盘病变等。

（四）黄斑回避

黄斑回避见于视觉皮质中枢的损害，表现为偏盲时注视点不受影响。黄斑分裂见于视交叉后视束的病变，表现为同侧偏盲的中心注视点完全二等分。

（五）暗点

在视野中出现视力减退区域，该区域周围的视力正常或轻度下降，此视力减退区域称暗点（scotoma）。暗点的阴影能被病人自己觉察到的称为阳性暗点；病人自己觉察不到的称为阴性暗点。阳性暗点主要见于视网膜感觉层以前的病变；阴性暗点见于视网膜感觉层本身细胞的损害及视路等视觉传导系统的疾病。中心暗点指仅注视点及其附近的视野有暗点，见于视网膜黄斑区病变、球后视神经炎和多发性硬化症等。生理盲点扩大见于视盘水肿、视神经乳头炎、青光眼和伴有弧形斑的高度近视眼等。弓形暗点是由于视网膜神经纤维层纤维束损害引起的典型视野改变，常见于青光眼、视盘附近的脉络膜视网膜的炎症或外伤。环形暗点是一种不规则圆形的暗点，通常黄斑中心区的视野大致正常，不受环形暗点的影响。常见于视网膜色素变性、青光眼、视神经炎或中毒性弱视等。

第六节　眩　光　检　查

眩光是由于视野中存在过亮的物体、或者存在极高的亮度对比，引起不适的感觉，降低了观察目标和细节能力的一种视觉现象。目前认为，眩光现象是影响视觉质量最重要的因素，失能眩光已成为视功能检查的一项重要内容，它主要评价眼内出现散射光时对视功能的影响。眼内如出现散射光附加在视网膜影像上会使视网膜像的对比度下降，导致视功能降低。

一、不适眩光

不适眩光是由于散射光线导致视觉不适，而不影响分辨力或视力时，称为不适眩光。它可以引起头痛、眼部疲劳、烧灼感、流泪、斜视等。不适眩光是由于视野中不同区域光的亮度相差太大所致。当眼在亮度不同的视野区进行"扫描"或搜寻目标时，瞳孔大小不断地迅速发生变化，即可引起不适眩光症状。例如很亮的强光可引起眩光，为了避免眩光，在有

笔记

强光的同时可加一辅助光源，或在暗室中不只设一个强光源。如果仅有不适眩光，病人戴滤光镜片无效。

为了控制这种眩光，需对工作面及周围环境有良好的设计，使光的强度维持在一定限度内，这可以从工作环境的照明中解决，使强光源不在视野之内，如从窗户外射入之强光、无灯罩的灯光等，不直接照射到视野中，把天花板、地板、墙壁涂上颜色，以减少反光等。这样可以使视野中的亮度减少，舒适性增加。所以对于正常人尤其是低视力病人，如有不适眩光，应仔细查问病人的生活及工作环境，寻找不适眩光的原因。一般而言，不适眩光与视力及眼病无关。

二、失能眩光

失能眩光又称幕罩样眩光，它是由于散射光线在眼内使视网膜成像产生重叠，使成像的对比度下降，因而降低了视觉效能及清晰度。

有3种情况可以引起视网膜成像的对比度下降，或清晰度下降，第一种是散焦现象，即目标成像不在视网膜上；第二种是失能眩光；第三种是失能眩光加散焦。

在日常生活中常可遇到失能眩光，如光滑书皮的表面引起的反光；晚上汽车大灯引起的眩光，使我们看不清前面的目标；天空中飞机由于阳光照射的反光等。

眩光检查可用于检查圆锥角膜、角膜水肿、角膜屈光手术、白内障；也用于评价低视力病人的视功能、人工晶状体的光学质量和眼前后段疾病。该检查对低视力病人的视觉康复有着重要的指导意义和实用价值，如白内障病人即使视力为1.0，由于广角性光学散射的原因，也无法保证他们安全地在暗光下活动，所以对这些病人而言，对比敏感度和眩光比视力更能代表病人的视功能。

第七节　色觉检查

正常的色觉对于从事交通运输、美术、化工和医药卫生等专业的人员非常重要。没有正常的色觉，将对从事这些工作带来困难，甚至给工作造成损失。和对于形觉的感知一样，对色觉的感知是功能性视力的重要方面，对于低视力病人，通过色觉的检查可以评价他们的视功能，为其将来的工作定位提供依据，临床医生也可以通过其视力的水平大致估计其色觉损害程度，以进一步指导其康复。对低视力病人进行色觉检查，则可以全面评价他们的视功能，为进一步的低视力助视、职业训练和教育提供指导。

色觉检查方法为一种主观检查方法。主要有以下几种：假同色图，又称色盲本；其次是色相排列法，包括FM-100色彩试验、D-15色盘试验、色觉镜、彩色毛线试验法。

第八节　立体视觉检查

立体视觉是视觉器官在三维视觉空间，对周围物体的远近、深浅、凹凸和高低的分辨能力。是建立在同时视和融合视基础上的高级视觉功能，立体视觉的生理基础是双眼视差。但自幼失去一眼的病人，也能比较准确地判断远近距离，这与双眼立体视觉有着本质的不同。前者是通过训练，依靠经验和某些条件来判断空间位置的。许多职业要求有良好的立体视觉，如驾驶员、飞行员、画家和雕塑家，以及从事机械精细加工和微电子的人员。不同职业、不同工种对立体视觉的要求也不同。在眼科临床中，对斜视、弱视、屈光不正、视疲劳和某些眼病均需检查立体视觉。而对低视力病人的立体视觉检查是为了全面评估病人的视功能，对病人的工作定向、生活能力的训练提供有效的指导。

笔记

检查近距离立体视觉可用 Titmus 立体视图、TNO 立体视图等,中距离可用计算机软件立体视检查,图像可由计算机显示屏或投影仪器显示,远距离立体视可用同视机检查。2016 年颜少明及其团队研制的第三代《立体视觉检查图》可用于各种斜视、弱视、屈光参差、屈光不正、视疲劳等多种眼病的诊断检查和疗效评估;无需 3D 眼镜,裸眼可测近距离立体视觉,具有智能化、电子化特点,可高效率、准确检测立体视觉功能。

第九节 功能性视力评估

个体在日常生活的活动中,与视力有关(如阅读功能、定向及行动功能等)的活动情况或功能称为功能性视力,功能性视力通常可定性地进行评估,并且依靠训练可得以提高。一般认为,对视力损害病人进行视力相关的生活质量即功能性视力的评估,比视力的检测结果更有价值。

1970 年学者 Barraga 在对视觉效率等级的研究中首先提出,通过有计划地训练,可以提高儿童的功能性视力。对于功能性视力,虽然诸家说法不一,但其核心是为了日常生活中所有的行为,人们使用其视力的能力。其强调的是使用视觉技巧的能力,而非视敏度的测量。视力测量结果只能代表 20%~30% 与视力相关生活质量的变化。研究表明,低视力病人可能具有较高的功能性视力水平。如:有些病人虽然视力很差,但他们通过功能性视力训练,可以把普通印刷品作为他们的主要读物。但有些病人虽然具有较好的视力,但由于没有学会有效地利用,他们会出现阅读错误,这些错误甚至在给予很强烈的视觉刺激时也会发生。另外,具有几乎相同视力的低视力病人其功能性视力水平可能有极大差别。由于功能性视力的水平除了受视力影响外还取决于许多其他因素,如性格、智力、经历、其他损害或视觉注意和视觉加工的缺陷等。研究视力损害病人的专家们认为对于功能性视力的评估,比临床评定更能够提供关于病人在教育或其他环境下使用视力能力的信息。

在低视力康复中,视觉康复是最重要但并非唯一的目标,视力受损时,听觉、触觉、嗅觉及等感觉能力的训练也很重要,只有将所有感觉功能充分开发并加以利用,才能达到最佳的低视力康复效果,从而大大提高功能性视力。

第十节 低视力病人生存质量评估

WHO 把生存质量(quality of life,QOL)定义为,不同文化和价值体系中的个体对他们的目标、期望、标准以及所关心的事情有关的生活状况的主观体验。生存质量的临床测量并不能够充分估计康复、治疗及手术方面的影响及成本效益的分析。如果评价康复的结果,康复前后的生存质量均要测量,在康复前进行测量即基线(baseline)测量是非常重要的,但是更为复杂的是在低视力康复的过程中,尤其是在康复后较长的时期内和不同的时间段,对病人进行 QOL 测量更为重要,通过检测 QOL 的改变,获得康复后病人受益的完整信息。如要了解病人的生存质量,需要有测量或评估工具及生存质量调查问卷或量表。

现在已有数种为低视力病人所设计的调查问卷,如日常生活活动量表(the activities of daily living scale,ADLS)、视功能调查问卷 -14(visual function-14,VF-14)及低视力生存质量调查问卷(low vision quality of life questionnaire,LVQOL)等。上述各种调查问卷在临床上比较常用的是 ADLS 及 VF-14,但这些调查问卷的内容多集中在功能性困难,如阅读、看电视及缝纫等,这些困难对个体功能及生存质量的影响是非常重要的,但是关于社会及心理学方面的内容却很少较详细地包括在调查问卷中。Fylan 等(2005)认为很难有适合于

笔记

常规的低视力门诊病人的生存质量调查问卷,它既能够评估每日日常生活中使用残余视力的能力,又能够评估病人参与社会活动的能力及心理健康等问题。因而 Fylan 等开发了新的低视力生存质量的调查问卷——聚焦生存质量调查问卷(focus-qol questionnaire,Focus-QOL)。此调查问卷包括25个项目,17个项目是评估日常工作,如阅读信函、报纸;挑选衣服及发型设计;参与休闲活动及社会活动等。最后的8个项目是评估病人的心理健康,包括病人的快乐感、进取心及信心等。记分范围从0～100,高分表示生存质量好。

(廖洪斐　崔彤彤)

二维码2-1
扫一扫,测一测

参 考 文 献

1. 朱超,宋跃. 视觉对比敏感度的临床应用. 眼科新进展,2006,26(6):466-469

2. 吴淑英,李筱荣. 儿童低视力保健学. 天津:天津科技翻译出版公司,2007

3. 张益林,于秀浚. 弱视与立体视. 中华实验眼科杂志,1991,9(2):119-121

4. Yanagisawa M,Kato S,Kunimatsu S,et al. Association between changes in visual acuity and vision-related quality of life in japanese patients with low vision. Ophthalmic Res,2011,45(1):47–52

5. 葛坚,王宁利. 眼科学. 第3版. 北京:人民卫生出版社,2015

笔记

第三章

助视器

本章学习要点

- 掌握：低视力助视器的放大原理；常用低视力助视器的分类；常见助视器（眼镜助视器、手持放大镜、立式放大镜等）的放大原理和临床特点；远用助视器：伽利略望远镜和开普勒望远镜的原理、特点。
- 熟悉：非光学助视器：电子助视器的原理和特点。
- 了解：非视觉性辅助设备的特点以及视野缺损的康复。

关键词 低视力 助视器 望远镜 放大镜 电子助视器

第一节 助视器概述

可以改善低视力病人活动能力的任何一种装置或设备，均称助视器（visual aids）。在低视力的保健及康复中，助视器只是一部分，而不是全部。

助视器分为两大类，即光学助视器和非光学助视器。光学助视器又分远用和近用两种。

光学助视器是一种通过光学原理或方法，以提高低视力病人视觉活动水平的器械或装置，可以是凸透镜、三棱镜或平面镜。凸透镜对目标可以产生放大作用，放大程度取决于该透镜的屈光力；平面镜或三棱镜可以改变目标在视网膜上的成像位置。没有一种助视器能够取代正常眼球的全部功能，低视力病人因工作、生活及学习有各种不同的要求，所以常常需要一种以上的助视器。

第二节 远用光学助视器

一、远用光学助视器——望远镜系统

（一）目标距离和放大倍数的关系

最简单而且实用的增进低视力病人远视力的方法，是缩短病人与目标间的距离，如果二者之间的距离缩短为原来的 1/2，则视网膜像的大小即自动变为原来的 2 倍。这种方法在视网膜成像的质量、亮度及视野大小等方面，均无明显改变。当然，如果观察者与目标间的距离是固定不变的，则上述移近方法便不实用。所以在这种情况下，只有靠望远镜系统，才能缩短病人与目标间的距离，提高远视力。

（二）望远镜的基本设计类型

所有望远镜都可以认为由两个光学系统组成，即物镜与目镜。物镜通常是正透镜，离

二维码 3-1
视频 远用
光学助视器
及其验配

笔记

所观察的目标近。目镜离观察者的眼睛很近,是屈光力较物镜大得多的负或正透镜。目镜的正负与望远镜的类型有关,例如伽利略望远镜(Galilean telescope)的目镜是负透镜,而开普勒望远镜(Keplerian telescope)的目镜是正透镜。

1. 伽利略望远镜 伽利略望远镜包括一个物镜(正透镜)及一个目镜(负透镜),图 3-1 是伽利略望远镜的光学原理示意图。

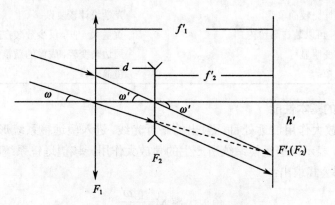

图 3-1 伽利略望远镜的光学原理图

如果是非调焦或固定焦距的伽利略望远镜,物镜与目镜间的距离为 d,可以从下列公式求出 d:

$$d = f_1' + f_2'$$

d= 望远镜物镜与目镜间的距离,f_1'= 物镜像距,f_2'= 目镜像距。

设物镜像距 f_1' 为 10cm(+10.00D);目镜像距 f_2' 为 −5cm(−20.00D)则

$d = f_1' + f_2' = 10 - 5 = 5$cm 此即该望远镜镜筒的长度。

望远镜系统的放大作用可由下列公式求出:

$$M = \frac{-F_2}{F_1}$$

M:望远镜的放大率,F_2:目镜屈光力,F_1:物镜屈光力。

如上述目镜 F_2 的屈光力为 −20.00D,物镜 F_1 屈光力为 +10.00D,所以该望远镜的放大率为:$M = -\dfrac{(-20)}{10} = 2×$(2 倍)。

2. 开普勒望远镜 该类望远镜物镜与目镜均为正透镜,但后者屈光力较前者大许多。图 3-2 是开普勒望远镜的光学原理图。该类望远镜产生的是倒像,尚需有变倒像为正像的装置。同样放大倍数的开普勒望远镜,比伽利略望远镜的镜筒要长一些。

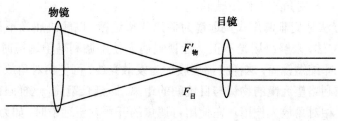

图 3-2 开普勒望远镜的光学原理图

3. 伽利略望远镜和开普勒望远镜的比较，见表 3-1

表 3-1 伽利略望远镜与开普勒望远镜的比较

伽利略望远镜	开普勒望远镜
常用的放大倍数为 2 倍	放大倍数可达 10 倍
不需要加三棱镜系统	需要加三棱镜变倒像为正像
可为调焦及非调焦式	常为调焦式
光学设计比较简单	光学设计较复杂
重量轻，可以装在眼镜内	重量大一些，仅少数装在眼镜上
周边畸变明显	周边畸变轻，成像的质量及亮度佳
镜筒较短	镜筒较长

（三）望远镜的基本性能

1. 望远镜的放大作用 远处目标射出的平行光线，进入望远镜系统形成入射角 ω，而出射角为 ω'，ω'/ω 表示该望远镜系统所产生的角放大作用。该望远镜系统的角放大率可以根据图 3-1 用下列公式求出：

$$角放大率 M = \frac{tg\omega'}{tg\omega}$$

$$M = \frac{\dfrac{-h'}{f_2}}{\dfrac{-h'}{f_1}}$$

$$M = \frac{f_1'}{f_2} = \frac{f_1'}{-f_2'} = \frac{-F_2}{F_1}$$

h' 为物镜形成的像高（mm），f_1' 为物镜的像距（mm），f_2' 为目镜的像距（mm），F_1 为物镜的屈光力，F_2 为目镜的屈光力。

设目镜 $F_2 = -20.00D$，则其焦距 $f_2' = -50mm$，物镜 $F_1 = +10.00D$，则其焦距 $f_1' = 100mm$，所以角放大率 $M = \dfrac{f_1'}{-f_2'} = \dfrac{100}{50}$，$M = 2\times$。

2. 望远镜与屈光不正 使用非调焦望远镜时，可以用以下三种方法中的一种，来矫正病人的屈光不正。

（1）最简单的方法是让病人戴上矫正远视力的眼镜，或使矫正镜与望远镜的目镜合为一体。

（2）第二种方法是改变物镜的屈光度数，或在物镜上外加一个"物镜帽"。如近视眼病人需用负透镜的物镜帽，如使用伽利略望远镜，则会降低相对的角放大作用；而在开普勒望远镜外加一个负的物镜帽，将可增加望远镜的相对角放大作用。同样，如病人为远视眼，需加正物镜帽，其结果与上述相反，即在使用伽利略望远镜时，相对角放大作用增大，而在使用开普勒望远镜时，相对角放大作用减低。

（3）第三种方法是变非调焦式望远镜为调焦式望远镜，以解决屈光不正。用改变目镜与物镜间距离的方法，来解决屈光不正。近视眼病人使用伽利略望远镜时，可以缩短物镜与目镜间的距离，即缩短镜筒，这样眼部接收的为发散光线，可使相对角放大作用降低。对远视眼，可增加伽利略望远镜的物镜与目镜间的距离，即延长镜筒，这样眼部接收的为聚合光线，因而增加了相对角放大作用。在使用可调焦的开普勒望远镜时，如为近视眼，亦需缩短镜筒，但相对角放大作用是增加而不是减少；对远视眼亦应增加透镜间距离，但相对角放大作用也减少了。

笔记

（四）低视力门诊常用的远用望远镜

1. 眼镜式望远镜 眼镜式望远镜是低视力门诊常用的助视器（图3-3）。

2. 单筒手持望远镜 常见的有4×12，放大倍数为4倍；6×16，放大倍数为6倍；8×21，放大倍数为8倍等等（图3-4）。这些望远镜可调焦，能看清楚的范围约为眼前30cm到无限远，镜筒调短时可以看远处，镜筒调长时可以看近处，调到中间位置看中距离目标，而且携带、使用都比较方便。

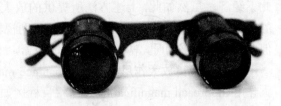

图3-3 眼镜式望远镜

有些望远镜上标明8×21，7.2°，它的含义是：该望远镜放大8倍，物镜的直径为21mm，视野大小是7.2°。如病人视力在0.1或以上，可使用2～2.5倍的望远镜，而视力低于0.1时，可使用4～8倍的望远镜。

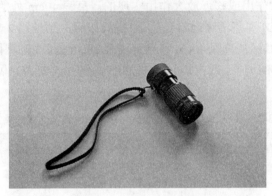

图3-4 单筒手持望远镜

二、远用助视器的验配

根据病人最好的远矫正视力，决定病人需要的放大倍率。根据病人的最佳远矫正视力（V_D）以及通常要把病人的远视力康复到0.3或0.3以上（可以根据病人的具体需求有所变化），来确定所需要的放大率 M，即 $M=0.3/V_D$，得出所需望远镜的放大倍率，取相应的望远镜给病人试戴，根据病人的远视力适当调整望远镜的放大倍率。假设某位病人用标准对数视力表测得的最佳远矫正视力为0.15，假设要把病人的远视力康复到0.3，则 $M= 0.3/V_D=0.3/0.15=2×$，需要放大率为2倍的望远镜，可以选用放大率为2倍的望远镜给病人试戴，根据病人戴上望远镜以后的视力情况再进行适当的调整。

第三节 近用光学助视器

一、近用助视器放大原理

放大作用（magnification）即增大目标在视网膜上的成像。有4种方法能增大视网膜成像，即产生放大作用。

1. 相对体积放大作用（relative size magnification） 目标实际的体积或大小增大了。当外界目标增大时，视网膜成像亦随之增大，二者的关系成正比，即目标增大几倍，视网膜成像也相应增加几倍。这种相对体积放大的例子有大字印刷品，如大字书、大字报纸等；另外用毡制粗笔尖代替一般圆珠笔写字，前者写出的字比后者粗大很多。上述两例均是应用很

3-2

二维码3-2
视频 近用
光学助视器
及其验配

笔记

简单的技术提供放大作用，但常不为重视。当然这种放大作用常常将小目标"复制"成大目标，例如将普通书印成大字本，这样不但增加印刷品的重量和体积，而且价格也高一些，因此不经济。虽然如此，上述方法所提供的放大作用，对有些低视力病人来说却是十分重要的。例如，有些低视力病人常需借助光学助视器来阅读一般书刊，而且阅读距离有时很近。但在阅读大字书刊时，常可不用光学助视器，而且阅读距离也比较接近正常。

2. **相对距离放大作用**（relative distance magnification） 相对距离放大作用也叫移近放大作用（approach magnification），即将目标例如书本向眼睛移近而产生放大作用。当目标向眼睛移近时，视网膜成像亦随之增大。当目标离眼 40cm 时，视网膜成像为 1 倍，当目标离眼距离 20cm 时即为原距离的 1/2 时，视网膜像放大 2 倍，当目标距眼为 10cm 即为原距离的 1/4 时，视网膜像放大 4 倍，以此类推。

这种放大作用并未使用任何光学设备或助视器，所以这是一种有效的、有弹性及省钱的放大方法，而且对成像质量无明显影响。一般眼镜助视器及其他类似的光学助视器，主要是通过相对距离放大作用或移近放大作用实现的。离眼 40cm 处的目标所发出的光线到眼睛时聚散度为 −2.50D，要想清晰地看到这个目标，眼睛必须使用 2.50D 的调节，或在眼前加 +2.50D 的镜片。当目标从离眼 40cm 移近到离眼 20cm 处时，则视网膜成像增大 2 倍，同时眼睛必须使用 5.00D 的调节，或在眼前加 +5.00D 的镜片。表 3-2 说明了距离、放大率、所需调节之间的关系。

表 3-2　以 40cm 为基准点的放大率与所需调节之间的关系

目标离眼距离（cm）	放大率（×）	所需调节（D）
40	1	2.5
20	2	5
10	4	10
5	8	20
4	10	25
2	20	50
1	40	100

从表 3-2 得知，每增加 1 倍放大率，便需增加 2.50D，所以放大率 $M=$ 屈光力 $/2.5$，因此 $2×$ 放大率 $=2×2.5$，即为 +5.00D。这个公式所提供的是在"特殊"距离即 40cm 处的放大率。

但一般常用的放大率，不是以 40cm，而是以 25cm 为基准点，即很多放大镜或其他光学助视器，都是以此来标明的（表 3-3）。

表 3-3　以 25cm 为基准点的放大率与所需调节之间的关系

目标距离（40cm）	放大率（×）	所需调节（D）
25	1	4
12.5	2	8
6.25	4	16
5.00	5	20
4.16	6	24
3.13	8	32
2.50	10	40
1.00	25	100

笔记

如以 25cm 为基准点（即明视距离），则放大率与屈光度的关系便如表 3-3。表 3-2 及表 3-3 会使读者产生混乱，因为 4 倍放大率可以是 +10.00D，阅读距离在 10cm 处（表 3-2），也

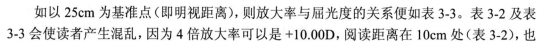

可以是 +16.00D，阅读距离在 6.25cm 处（表 3-3），所以出现了放大率都注明 4 倍，但屈光度数却不同，即一个为 +10.00D，而另一个为 +16.00D。之所以会出现这个问题，是因为有的生产厂家是以 40cm 为基准点（表 3-2）算出放大率；而另外一些厂家是以 25cm 为基准点计算出放大率（表 3-3）。这也是低视力专家常常愿意以屈光度数，不愿以放大倍数为放大镜或其他光学助视器加以标明的主要原因。一般低视力专家都是以 25cm 为基准点，来计算放大率的，所以放大率 $M=$ 透镜屈光力 /4.00D 或 $M=25cm/$ 透镜的焦距。

如求 +10.00D 放大镜的放大率：$M=10.00/4.00$，$M=2.5\times$；或 $M=25/10$，$M=2.5\times$

3. 角放大作用（angular magnification） 是指物体通过光学系统后视网膜成像大小，与不通过光学系统视网膜成像大小之比。角放大作用最常见的光学设备是望远镜。

当目标离眼太远或目标无法向眼前移近时，都可以利用角放大作用。例如远处目标不能自行变大或移近眼前，则望远镜的角放大作用便可以被应用。

4. 投影放大作用（projection magnification） 即把目标放大投射到屏幕上，如电影、幻灯以及闭路电视（closed-circuit television, CCTV）等，都称为投影放大。这实际上也是一种线性放大作用（linear magnification），投影放大作用 = 投影像大小（cm）/ 目标大小（cm）。

助视器可以利用上述 4 种放大作用中的一种或几种，例如将目标增大 2 倍（相对体积放大作用），然后目标距离眼睛从 25cm 移近到 12.5cm（相对距离放大作用），又放大 2 倍，总的放大作用（两种放大作用的联合）为 4 倍。例如在 25cm 处看放大倍率为 5 倍的闭路电视，如移近到 12.5cm 处时，则总的放大作用是 10 倍。

二、常见的近用光学助视器

（一）眼镜助视器

1. 普通正透镜 这种眼镜助视器与普通眼镜相似，但为屈光度数较大的正透镜。该类镜片的缺点是常常有周边部畸变（图 3-5）。

（1）眼镜助视器的放大原理：普通眼镜助视器与一般眼镜没有很大区别，只是屈光度数较大。例如，一般老视眼镜常为 +1.00～+4.00D，而眼镜助视器常常从 +4.00D 开始。这种眼镜助视器之所以能够产生放大作用，是由于病人只有将读物移到离眼睛很近处才能看清。这是由于目标与眼睛之间的距离缩短，因而使视网膜像增大，这是一种相对距离放大作用。

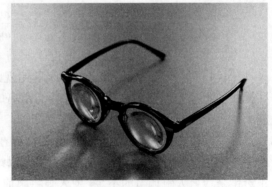

图 3-5 眼镜助视器

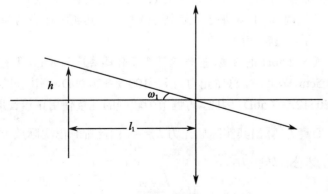

图 3-6 眼镜助视器的放大原理

在图 3-6 中，假设眼的调节力足够大，物高为 h 的目标位于距眼 l_1 处，它对观察眼光心的夹角为 ω_1，则

$$\omega_1 = \frac{h}{-l_1} = hL_1$$

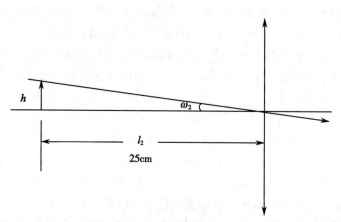

图 3-7 眼镜助视器的放大原理

在图 3-7 中，当高为 h 的视标位于正常的明视距离 l_2=−25cm 处，对光心的夹角为 ω_2，则

$$\omega_2 = \frac{h}{-l_2} = hL_2$$

则眼镜助视器的放大率 $M = \dfrac{\omega_1}{\omega_2} = \dfrac{hL_1}{hL_2} = \dfrac{L_1}{L_2}$

l_2=−25cm 为协定工作距离：$L_2 = \dfrac{1}{-l_2} = \dfrac{100}{25} = 4.00（D）$；代入上述公式得：

$$M = \frac{\omega_1}{\omega_2} = \frac{L_1}{4}$$

由以上推导可知，如果此视标位于眼前 8cm 处，则 l_1=−8cm；L_1=100/8=12.50（D），M=12.50/4.00≈3×，即成的像是位于眼前明视距离 25cm 处成的像的三倍。可见，同一视标在视网膜上成像的大小与视标离眼睛的距离成反比，视标离眼睛越近，在视网膜上成的像越大。

但是，如果要使位于眼前 8cm 处的视标在人眼视网膜上形成清晰的像，眼睛就必须付出 F=1/−f=100/8=12.50D 的调节，而人眼难以维持这么高的调节。因此，需要在人眼前加上正透镜来代替人眼调节的不足，使人眼将眼前 8cm 处的物体清晰地成像于视网膜上。眼镜助视器产生放大作用的原理是由于目标移近而增大了视角。

临床上，我们经常遇到一些有调节力的病人，特别是儿童，即使在使用正透镜（F）时，由于近反射作用而产生调节（A）附加于正透镜屈光力上，其实际屈光力为 L_1=F+A，使实际工作距离 1/（F+A）小于正透镜焦距。

如患儿 10 岁，戴 +12.50D 正透镜，按理论计算工作距离应为 8cm，但在实际测量中发现其工作距离可能为 5cm，故此时，总屈光力为 L_1=100/5=+20.00D，高出 +12.50D 是因为调节 A 所致。A=L_1−F=20−12.5=7.50D，因此，对调节力较强的儿童使用正透镜助视器时，应按测量所得的实际工作距离 l_1，算出其实际屈光力 $L_1 = \dfrac{1}{l_1}$，由此推算出实际放大率 $M = \dfrac{L_1}{4}$，可见，由于调节的存在，上述公式转变为：

$$M = \frac{F+A}{4}$$

笔记

其中，F：正透镜屈光力，A：付出的调节

（2）眼镜助视器验配的注意事项：一般的屈光不正者在配老视镜时，需将原有的散光加在近用镜片上，否则视力会下降。但对于低视力病人，近用镜上是否加原有散光，取决于散光度数的大小。如果眼镜助视器的屈光度数≥+10.00D 时，则低于 2.00D 的散光可以忽略，因为低视力病人看到的是一个大而较模糊的像，而散光矫正与否常不易被病人觉察，因此对视力影响不大。

戴单目眼镜助视器的病人，如视力较差眼有光感以上的视力，在阅读时容易干扰视力较好眼而出现视物不清或视疲劳的症状。解决方法是在视力差的镜片贴上不透明纸，可以避免视觉干扰。将阅读卡片放在病人眼前并逐渐后移，直到看清字体。让患眼聚焦于某一单字上，让病人阅读一篇感兴趣的文章并大声朗读，同时调节照明。浏览文章时最好伴随轻微的头部移动而不是转动眼球。用大度数的助视器阅读标准印刷体时可能有困难，因为 +20.00D 以上的助视器，视野范围较小。当病人能熟练阅读时，再给予较小字体的阅读材料。

许多使用眼镜助视器的病人除要求阅读外，还要求书写，但由于距离过近，书写甚感困难，解决的办法是在写字时，可用原阅读用眼镜屈光度数的 1/2。例如一位正视眼无调节力的低视力病人，戴一副 +20.00D 的普通眼镜助视器，其阅读距离为 100/20=5cm。显然在 5cm 处写字是有困难的，但如果在书写时，将 +20.00D 减去 1/2，即变为 +10.00D，则其书写距离为 100/10=10cm，使书写距离比阅读距离延长一倍，书写会方便一些。书写的字迹也比阅读字体大许多，而且不必看得十分清晰，所以书写时使用原阅读屈光度数的 1/2 或更低一些的屈光度数是没问题的。必要时，在用书写镜写完字后，也可以用阅读镜再检查一次。

在使用较大屈光度数阅读时，由于阅读距离较近，在读 20～30 分钟后，常感疲劳。这可能是由于阅读距离近，另外可能因为没有阅读架及工作灯等原因，使病人体位不佳，造成颈部、背部及腰部等的肌肉疲劳，老年人则更为明显。解决的方法是给病人阅读架（或以乐谱架代替），解决好病人的照明等。病人如出现视力疲劳，应该休息一会儿，再进行阅读。

眼镜助视器的优点：①它是最容易接受的助视器；②可空出双手拿材料或书写；③在凸透镜助视器中，眼镜助视器的视野最宽；④可以长时间地阅读；⑤适用于手臂震颤的病人；⑥可单眼或双眼使用。眼镜助视器的缺点：①凸透镜度数越高，阅读距离越近。最高度数眼镜助视器的阅读距离可在 2.5cm 以内；②透镜超过 +10.00D 时造成书写困难。③透镜度数增加时，视野逐渐缩小；④较近的阅读距离会妨碍照明；⑤透镜度数较高时，阅读速度会减慢；⑥光学中心固定，偏中心注视的病人有一定困难，他们必须转动眼睛或歪头视物。

（3）正透镜加三棱镜：正透镜加三棱镜的原理：为了达到双眼单视的效果，看近物时，伴随着调节作用双眼会产生集合运动。它与调节之间存在着一定的比例关系，当用正透镜帮助低视力病人看近物时，由于正透镜代偿了病人部分或全部的调节，病人实际付出的调节小于未戴镜时的调节，从而相应产生的集合小于实际所需的集合，而底朝内的棱镜能使像外移从而弥补了集合的不足。

可以用下面公式计算所需要的棱镜度：

$$三棱镜(^\triangle) = \frac{瞳距（cm）}{阅读距离（m）}$$

如果病人的瞳距为 60mm，阅读距离为 20cm，则所需的三棱镜$(^\triangle) = \dfrac{瞳距（cm）}{阅读距离（m）} = \dfrac{6cm}{0.2m} = 30^\triangle$。说明病人瞳距为 60mm，要看清 20cm 处的目标，双眼所需的集合为 $30^\triangle$，每眼所需集合为 $15^\triangle$。

因此，在近距离工作或阅读时，需要很大的集合才能保持双眼单视，只有通过加底朝内

笔记

的三棱镜或使镜片的光学中心内移,才能保持正常的阅读。

2. 非球面透镜(aspheric lenses) 又称非球面放大镜(aspheric magnifier),非球面透镜可以使屈光度数大的透镜变薄,并可减少图像的畸变。在一般球面镜,面上各点的屈光度是一样的,但在非球面镜片上,以中央部屈光度最高,向周边逐渐减小。

(二)近用(或中距)望远镜

看近使用的望远镜称近用望远镜(telescope for near),又称望远镜显微镜(telemicroscope)。尽管近用望远镜有许多缺点,但它最大的优点是能在较高倍放大倍率下使用,仍有较长的工作距离。

1. 近用望远镜的光学原理 最简单的一种近用望远镜由一个非调焦望远镜,在其物镜上加一个正透镜,或称为阅读帽(reading cap)而成。这样可以变远用望远镜为近或中距离用。比如 25cm 目标发出的光线经 +4.00D 的阅读帽以后,便变成平行光线,目标来自无限远。光线经过望远镜的物镜入目镜后,进入一个正视眼内,恰好在视网膜上形成一个清晰的像。所以远用望远镜变近用,其近距离完全取决于在固定焦距望远镜上所加阅读帽的屈光度数,与望远镜的放大倍数无关,即阅读距离等于所加正透镜的焦距,例如在一固定焦距的望远镜的物镜上,加 +8.00D 的正透镜,则该近用望远镜的阅读距离,就是 +8.00D 的焦距,即焦距 f=100/8=12.5cm;如阅读帽为 +10.00D,则阅读距离为 $\frac{100}{10}$=10cm。

远用望远镜在物镜上加阅读帽(正球镜)以后,其放大倍数亦发生改变,可以用下列公式求出:

$$M=M_a \times M_d$$

M 为加阅读帽后望远镜放大倍数;M_d 为望远镜原放大倍数;M_a 为阅读帽的放大倍数。

设阅读帽的屈光度数为 +8.00D,望远镜的放大倍数为 2.5×,则:M_a= 8.00/4,M_a=2.0×,所以近用望远镜的放大倍数:$M=M_a \times M_d$=2.5×2,M=5×,该近用望远镜的放大倍数为 5×。

如果病人选用眼镜助视器,为了达到相同的放大倍数即 5×,需要一个 +20.00D 的普通眼镜助视器,其阅读或工作距离为 $\frac{100}{20}$=5cm。而阅读帽屈光度数为 +8.00D 的近用望远镜的阅读或工作距离为 12.5cm。说明二者放大率虽然均为 5×,但近用望远镜的阅读距离比普通眼镜助视器要远。

2. 近用望远镜的种类 在望远镜上加阅读帽,这是比较简单的近用望远镜。常用的近用望远镜有眼镜式望远镜,其阅读帽的"帽"是由橡皮制成,在橡皮套内放上所需之正球镜片,然后再将它套到望远镜的物镜上。阅读帽的屈光度数及阅读距离分别为:+4.00D,25cm;+8.00D,12.5cm;+10.00D,10cm。

3. 近用望远镜的应用 近用望远镜是比较复杂的低视力助视器:指导病人将不同屈光度数的阅读帽放在望远镜上,使其既能看远又能看近。在训练时,向病人介绍调节钮的位置及旋转方向,让病人从远距离开始,自己调节焦距,使眼睛与望远镜在一直线上。旋转目镜可获得最佳近视力,从而阅读近视力表或阅读材料。

4. 优缺点 优点:比同样放大倍数的眼镜助视器阅读或工作距离远;中距离望远镜适合一些特殊工作,如打字、读乐谱、画图及一些修理工作;双手可自由活动,易获得较好照明。缺点:视野小,景深较短。

(三)立式放大镜

低视力病人常常愿意使用立式放大镜(stand magnifiers),因为它的使用方法简单。

立式放大镜是固定于一个支架上的凸透镜,目标或读物与透镜间的距离是恒定的(固定焦距)或可变的(可调焦或非固定焦距)。

笔记

1. 光学原理 以固定焦距立式放大镜加以说明。在固定焦距的立式放大镜，固定在架子上的凸透镜与贴在支架底部的读物或目标间的距离小于该凸透镜的焦距，这样便在凸透镜的后方形成一个放大的正立的虚像，该虚像射出的光线，经凸透镜后，不是平行光线而是发散的光线，所以使用这种立式放大镜需动用调节力，或使用阅读镜。立式放大镜的凸透镜与目标间距离小于凸透镜焦距的主要目的是产生一个放大的正立的虚像。立式放大镜的光学原理见图 3-8：

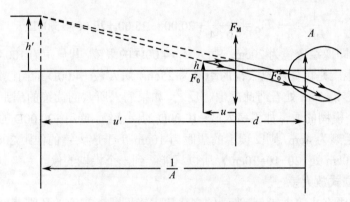

图 3-8 立式放大镜的光学原理图

立式放大镜是将被观察物体置于焦点 F 稍内，物距为 u 的位置上，产生一个正立的放大的虚像，距放大镜的距离为 u'。为了将虚像成像在视网膜上，人眼要付出一定的调节或需要阅读近附加 A，一般 A 为 2.50D（观察距离为 40cm）或 4.00D（观察距离为 25cm）。由虚像的位置决定应选择哪个 A 值，即 $u'>25cm$，A 应为 2.50D（40cm）；如 $u'<25cm$，A 可为 4.00D（25cm）或 2.50D（40cm）。由此可以得出该镜（阅读近附加或调节）离放大镜的距离为：$d=\left|-\dfrac{1}{A}-u'\right|$。

由于两透镜相隔一定距离 d，故其总聚散度将不再是简单的相加，而是其在 A 平面的等效屈光度：$F_E = F_M + A - dF_MA$

放大率：$M = \dfrac{F_E}{4}$

其中，F_E：等效屈光度，F_M：立式放大镜的屈光度，A：调节或阅读近附加，d：人眼（或阅读镜）与立式放大镜之间的距离，u：物距，u'：像距，M：放大率。

例如：一位病人戴 +2.50D 阅读镜，使用 +20.00D 立式放大镜，物距为 4cm，求其放大率。

$$\frac{1}{u'} = \frac{1}{u} + F_M = \frac{1}{-0.04} + 20.00 = -25.00 + 20.00 = -5.00D$$

$u'=-20cm$，戴 +2.50D 阅读附加镜，明视距离为眼前 40cm，即透镜成的虚像距离人眼之间的距离是 40cm，放大镜与阅读附加镜之间的距离

$$d = \left|-\frac{100}{2.5}-(-20)\right| = |-40+20| = 20cm$$

等效屈光度：$F_E = F_M + A - dF_MA$

$$= 20.00 + 2.50 - 0.2 \times 20.00 \times 2.50$$

$$= 22.50 - 10.00$$

$$= +12.50D$$

放大率：$M = \dfrac{F_E}{4} = 12.50/4 \approx 3\times$

病人在戴阅读镜后使用立式放大镜时，所戴阅读镜的屈光度数受立式放大镜虚像位置

笔记

的限制，即阅读眼镜的焦距不能小于虚像离透镜的距离。

例如：立式放大镜的屈光度为 +20.00D，目标与透镜间的距离为 4cm，病人戴近用阅读眼镜是 +4.00D，问病人在何处可以看清此虚像？

先根据以下公式求像距：$\dfrac{1}{u'} = \dfrac{1}{u} + F_M$

u 为物距（目标与放大镜间距离）；u' 为像距（虚像与放大镜间距离）；F_M 为立式放大镜的屈光度；

$$\frac{1}{u'} = \frac{1}{u} + F_M = \frac{1}{-0.04} + 20.00 = -25.00 + 20.00 = -5.00D$$

$u' = -20cm$，即像距透镜为 20cm。病人戴 +4.00D 的眼镜，其焦距为 100/4=25cm，即阅读焦距为 25cm，也就是虚像距离眼镜的距离为 25cm，病人戴 +4.00D 的阅读镜后需在离虚像 25cm 处，即离透镜 5cm 处看清此虚像。反之，如果病人所戴阅读镜的焦距小于像距，则病人只能看到一个模糊的像。如果病人戴 +10.00D 的阅读镜，使用 +20.00D 的立式放大镜，目标与透镜间的距离为 4cm，则阅读镜的焦距为 10cm 小于放大镜的像距 20cm，即阅读镜的焦点在"像前"10cm 处（20-10=10cm），所以只能看到一个模糊的像。

2. 常用的立式放大镜

（1）固定焦距立式放大镜：带光源的立式放大镜见图 3-9，有的还带有刻度尺，可对放大后的图像进行测量，对看地图等很有好处。因放大镜自身带有光源，因而不需外界照明，使用比较方便。

低及中倍不带光源立式放大镜见图 3-10。质量较好的放大镜的透镜是非球面透镜，周边部的畸变不明显，且多为塑料制品，因此放大镜的重量比较轻。

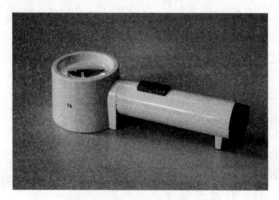

图 3-9　带光源的立式放大镜

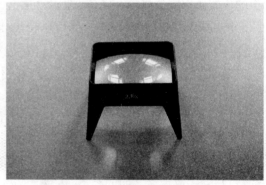

图 3-10　不带光源立式放大镜

图 3-11 是一种圆柱形放大镜（cylinder reading bar），放大倍数约为 1×（+3.50D），放大时像的高度增加，宽度无明显放大。适合于视野缩小但视力损害不严重的病人，因为该放大镜高度放大，而宽度（水平）放大不明显，所以不影响水平视野。该放大镜为柱状，比较长，放大镜支架面上有一线条标志，作为阅读材料的参考线，以免字行的错位。使用时该放大镜可以"压住"1～2 行字，看完一行再移向下一行，对视野小，找每行句子开头困难或易于读错行的病人极为有利。

（2）可调焦距立式放大镜：一般可调

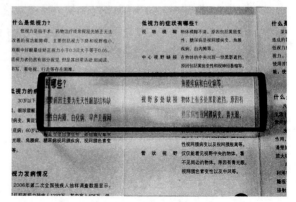

图 3-11　圆柱形放大镜

笔记

焦式立式放大镜可应用于正视及轻度近视、远视病人。这种放大镜都比较小，携带方便。

可调焦立式放大镜的优点是不需使用调节。对于某些病人使用眼镜或其他助视器难以维持固定焦距者，可以应用。主要缺点是视野小，使用时姿势差，易于疲劳等。

3. 临床应用 在使用立式固定焦距放大镜时，一定要戴阅读眼镜或使用调节。立式放大镜的透镜或透镜组装在一支架上，支架的高度通过光路计算有一固定值。支架的脚平置于阅读平面上。阅读时只要逐渐水平移动镜体即可保持一个固定的工作距离，不要使放大镜离开读物。其放大率取决于阅读材料离透镜距离，即支架高度，放大镜的屈光度数以及观察眼离透镜的距离。根据调节力的大小还可以适当地戴上阅读近附加眼镜。

固定焦距立式放大镜多适用于视野损害较严重，但尚保存较好视力的病人，如视网膜色素变性及青光眼等。儿童比较容易接受这种放大镜。视力下降不太严重，但有周边视野损害者，可使用圆柱形放大镜，这种放大镜支架面可以加上一线条标志，作为阅读材料的参考线，以免字行的错位。

4. 优缺点 优点：①透镜安装在支架上，可预测焦距；②阅读距离较正常；③适用于短时间精细工作；④适用于儿童或不能用手持放大镜的老人；⑤适用于视野受限的病人；⑥放大镜本身可自带光源，加强照明；⑦可与标准阅读眼镜联合使用。缺点：①视野小，通常靠近放大镜以获取较大视野；②如果成像有角度时，会产生像差，要指导病人从透镜面的垂直方向视物；③带框架的透镜限制了照明，除非框架是透明的或自带光源；④放大镜屈光度一般不超过 +20.00D。

（四）手持放大镜

手持放大镜（hand magnifiers）是一种手持的可在离眼不同距离使用的正透镜，即眼与透镜距离可任意改变的近用助视器。

手持放大镜在 +10.00D 以下者称为低放大倍数；+10.00D～+20.00D 称为中等放大倍数；大于 +20.00D 称为高放大倍数。各种手持放大镜的屈光度数范围可从 +4.00D～+80.00D，但常用范围在 +4.00～+20.00D。

手持放大镜可有不同形状，可为圆形、长方形、多角形等。其外壳及手柄可为塑料、金属，或二者兼有。塑料手持放大镜的外壳常比透镜要高一些，以防透镜被划伤。设计比较好的手持放大镜的头部即透镜部分与手柄重量差不多相等，使用方便。有的放大镜为折叠式，可改变其大小，携带方便，不使用时其外套也可起到保护镜片的作用。有的手持放大镜本身带有光源，且多见于放大倍数较高者。一般而言，放大倍数高，透镜直径小；反之，放大倍数低，透镜的直径较大。

1. 光学原理 手持放大镜的光学原理远较眼镜助视器、立式放大镜或闭路电视助视器等为复杂。当物体（或阅读物）位于手持放大镜的焦点上，经放大镜以后，以平行光线出射，因此病人应戴上其远矫正眼镜。在这种情况下，等效屈光度就等于手持放大镜本身的屈光度。如果物体始终位于手持放大镜的焦点上，物体和手持放大镜同时移远或移近病人，等效屈光度保持不变。放大率的计算方法是：

放大率 M= 放大镜屈光度数 D/4，例如 +12.00D 放大镜的放大率 M=12/4=3×。或者是，放大率 M=25cm（明视距离）/ 放大镜的焦距 f，例如上例：M=25/8.3=3×。

上述放大率的计算基于以下假设：即物体位于透镜的焦点处，上述 M 表示为放大镜的放大率，相对于明视距离（25cm）处像的放大率。

如果物体或阅读物置于手持放大镜一倍焦距以内，离开放大镜的光线呈发散状态，这时，对于正视眼的病人必须要使用调节或戴阅读近附加镜来看清物体。当手持放大镜和病人的调节或阅读近附加联合使用时，等效屈光度可以用以下公式表示：

$$F_E = F_M + A - dF_M A$$

放大率：$M = \dfrac{F_E}{4}$

其中，F_E：等效屈光度，F_M：手持放大镜的屈光度，A：调节或阅读近附加，d：眼镜平面（或眼睛）与手持放大镜之间的距离。

现举例如下例 3-1：一名正视眼的低视力病人通过一副下加光为 +2.50D 的双光镜和 +10.00D 的手持放大镜阅读报纸。如果手持放大镜离双光镜 5cm，问系统的等效屈光度是多少？放大率是多少？

$$\begin{aligned} F_E &= F_M + A - dF_M A \\ &= 10.00 + 2.50 - (0.05) \times (10.00) \times (2.50) \\ &= +11.25D \end{aligned}$$

放大率：$M = \dfrac{F_E}{4} = \dfrac{11.25}{4} = 2.8125\times$

少数使用高倍手持放大镜的病人，常常把手持放大镜放在眼前，则其放大作用或放大倍数与普通眼镜助视器相同，手持放大镜的屈光度数（F_M）除以 4，即为该放大镜的放大倍数。如果病人戴阅读眼镜，其屈光度数为 A，将放大镜贴紧眼镜，则 $F_M + A$ 便是二镜联合的屈光度数。

如果病人在看近时不戴镜，而使用调节力 A，则屈光度仍为 $F_M + A$，不过此处的 $A =$ 调节力。

如放大镜不放在眼前，则眼离手持放大镜越远视野越小，眼离手持放大镜越近，视野越大。因为放大镜的孔径（直径）是固定不变的，所以眼离放大镜的距离不同，所看到的范围也有一定差别。

2. 常用的手持放大镜 各种手持放大镜：图 3-12、图 3-13 为各种手持放大镜。

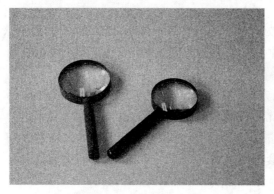

图 3-12 手持放大镜

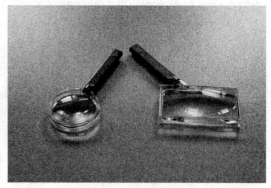

图 3-13 手持放大镜

3. 临床应用 手持放大镜是低视力病人（包括正常人）比较常用的一种助视器。它最适合于短时间阅读细小目标，例如读温度计的刻度、标签、电话本、节目表、药品说明书、工具书等。

在光线不佳处，可以使用带有光源或照明的手持放大镜（图 3-14）。

手持放大镜最常用的屈光度范围为 +5.00～+12.00D。手持放大镜可与眼镜联合应用，也可以其他方式使用。

当手持放大镜的屈光度数高，例如在 +20.00D 以上时，放大镜的直径较小，所以眼睛常常需要离放大镜近一些，甚至放在眼前才能获得较大的视野。在这种情况下，

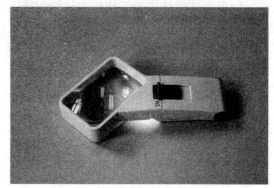

图 3-14 带光源的手持放大镜

笔记

使用手持放大镜时眼睛距离放大镜比较远的优点便不存在了,反而不如使用眼镜助视器方便。同时,在高倍数手持放大镜,控制目标(例如书)、放大镜之间距离稳定不变也不太容易,因为稍改变二者之间的距离,放大倍数便明显改变。尤其是在老年人使用高倍数手持放大镜时,上述距离稍有改变,即无法看清目标。在这种情况下,可以考虑使用立式放大镜。

手持放大镜比较适用于周边视野缩小的病人,如青光眼、视网膜色素变性等。最好使用中等放大倍数(+10.00D~+20.00D)的手持放大镜。在应用过程中,应注意调整放大镜与目标的距离,使放大倍数适合于病人的视力和视野情况。眼睛离放大镜要稍近一些,以使视野稍扩大一些。儿童上学时,可以使用它看标本、看数学题及查字典等。具体使用手持放大镜的方法是,让病人戴上远用矫正眼镜,先把手持放大镜放在读物上,然后放大镜慢慢离开读物,使成像变形最轻为止,这样读物便在放大镜的焦距内,且很接近焦点处。病人眼与放大镜间的距离,可由病人自行决定。

4. 优缺点 优点:①工作或阅读距离可以改变,且距离比一般眼镜助视器远一些,可用于视野小的病人;②放大倍数可以改变;③适合于非中心注视病人使用;④一般不需用阅读眼镜;⑤适合于短时间使用及阅读细小的材料;⑥价格便宜,易于买到及使用方便;⑦放在眼前可以做眼镜助视器使用;⑧对照明要求不高。缺点:①需占用一只手;②视野较小,尤其在高倍放大时;③阅读速度慢,不易有双眼单视;④当病人有手颤时,很难使用这种放大镜。

三、近用助视器的验配

假设标准检查距离为 25cm,根据病人的近视力(V_N)以及阅读一般书刊需要达到的近视力约为 0.5,来确定阅读所需要的放大率 M,即 $M=0.5/V_N$,再根据协定放大率公式 $M=F/4$,求出 $F=4M$,得到眼镜助视器屈光度 F 值,取屈光度为 F 的正透镜给病人试戴,同时根据病人的调节力调整眼镜度数,使病人在最舒适的状态下阅读所要达到的视标。例如:用标准对数近视力表测得病人的近视力 V_N 为 0.2,阅读一般书刊需要达到的近视力约为 0.5,则 $M=0.5/V_N=0.5/0.2=2.5\times$,$F=4M=4\times2.5=10.00(D)$,可以选用 +10.00D 眼镜助视器给病人试戴,调整眼镜助视器的屈光度使病人在最舒适的状态下阅读 0.5 的视标。如病人能看清 0.5 视标,则表明病人可以看清一般书刊、报纸等。如果为双眼阅读,由于辐辏与调节的不一致,应附加底朝内的棱镜。

假设一位低视力老人戴 +4.00D 的近附加以后,用标准对数近视力表在 25cm 只能读出 0.1 的视标,要阅读必须要达到 0.5 左右的视力,约需 5 倍的视角放大,才能满足其阅读的需求。必须移近视力表到原来距离的 1/5,即 5cm,因此需要 +20.00D 的眼镜助视器。如果用近用望远镜矫正,必须同时考虑阅读帽的放大率和望远镜的放大率,总的放大率等于两者的乘积。假设病人选用的是 2.5× 的望远镜,那么阅读帽的屈光度是多少?$M=2.5 \cdot M_d=5$,$M_d=2\times$;$M_d=F/4$,$F=+8.00D$。工作距离 =12.5cm。工作距离增加了,视野也相应缩小了。从这个例子也可以看出,对于同样 5× 的放大倍率,如果病人选择眼镜助视器,则需要 +20.00D 的眼镜助视器,工作距离大约在 5cm 左右,但是可以得到相对比较大的视野;如果病人选择近用望远镜,且望远镜本身的放大率为 2.5 倍,则需要 +8.00D 的阅读帽,工作距离大约在 12.5cm 左右,工作距离相对较远,比较接近正常的阅读距离,但是视野会变得比较小。所以,不同的助视器有不同的特点,要根据病人的具体要求进行个性化的验配。

注意:这里讨论的仅仅是试验性高屈光度近附加。这个试验性近附加应该放在试镜架上,让病人戴上,配上合适的照明,给病人进行阅读试验。然后根据病人使用低视力助视器后的近视力以及病人的阅读表现,适当调整助视器的屈光度数。

第四节 电子助视器

（一）闭路电视助视器

闭路电视（closed-circuit television，CCTV）助视器又称电子助视器或影像放大镜（video-magnifiers）。

1. 基本结构及种类 闭路电视助视器的基本结构包括摄像机、光电耦合装置、显示屏、光源和可前后及左右推拉的文件台（或称 X-Y 平台）等（图 3-15）。

显示屏目前多为液晶显示屏。屏幕大小不一，从 19 英寸（1 英寸 =2.54cm）到 22 英寸，放大倍数通常为 3×～60×，有台式和便携式。比较先进的一种闭路电视助视器，可以与摄像机、电子计算机等相连接，也可以将打字机固定在摄像机镜头下进行打字。闭路电视助视器还有望远镜摄像头，利用摄像头可把远处的景物显示在屏幕上。例如，低视力儿童可以利用此镜头系统将教室中黑板上的字显示在屏幕上进行学习。

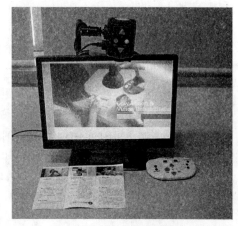

图 3-15 闭路电视助视器

2. 闭路电视助视器的放大原理 闭路电视助视器是相对体积放大作用和相对距离放大作用的结合。如果从 25cm 的距离来看闭路电视的时候，相对距离放大作用 =1 或 1 个单位。当从比 25cm 更近的距离来看屏幕时，总共可以获得的放大倍率是相对体积放大作用和相对距离放大作用的乘积，即 $M=M_1×M_2$，其中，M_1：闭路电视助视器（CCTV）的相对体积放大作用；M_2：相对距离放大作用。比如：工作距离 =20cm，那么相对距离放大作用 =1.25×，如果屏幕上的像是真实字体的 5 倍，那么相对体积放大作用是 5×。则总的放大作用是 $M=M_1×M_2=1.25×5=6.25×$。如果病人选择普通眼镜助视器，要达到上述相同的放大倍率，则需眼镜助视器的屈光度为 6.25×4=25.00D，阅读距离仅为 4cm。从上述可以明显看出闭路电视助视器在阅读距离方面的优越性。在使用闭路电视助视器时，不但有正常的阅读距离，而且写字也很方便。

3. 优缺点 优点：①放大倍数高。比传统的光学助视器放大倍数为高，有些闭路电视助视器的最高放大倍数为 60 倍，这是一般光学助视器无法达到的，且放大倍数变换也很容易。②视野大。闭路电视助视器较一般光学助视器的视野大。③更有利于严重视力及视野损害病人，例如矫正视力在 0.01～0.02 的病人，一般光学助视器常无能为力，需要借助于闭路电视助视器。④可有正常的阅读距离。一般光学助视器常随放大倍数增高，阅读或工作距离变近。使用闭路电视助视器可以采取病人喜欢的工作或阅读距离，并可保持舒适体位，这对需要较长时间工作或学习的低视力病人是十分重要的。⑤可有图像反转的改变。病人可以选择白底黑字（如一般书刊），也可以通过软件变换为黑底白字。许多低视力病人确实喜欢读黑底白字，这是一般光学助视器所无法达到的，因为许多低视力病人觉得白底耀眼，容易产生视疲劳。例如白化病病人常喜欢用黑底白字进行阅读。⑥对比度可以改变。闭路电视助视器与一般液晶显示屏一样，可以调整对比度及亮度。有些病人在对比度提高的情况下，视力有所提高；有些病人如果怕光，可以把亮度调低。⑦对于有严重视野缩小者更为适用。例如晚期青光眼或视网膜色素变性病人，常呈管状视野，如果用一般光学助视器，因视野进一步缩小，病人或找不到目标或阅读很慢，看完一个字改看另一个字时，往往会找不到另一个字。用闭路电视助视器时只要把字固定在显示屏的某一点上，就可通过移动摄像头下的平板或利用手持摄像镜头的移动，使读物或目标准确地进入注视区。⑧阅读时不需要过度辐辏。使用闭路电视助视器，病人使用正常辐辏即可。而且不管放大倍数多大，仍可有双眼单视，这也是一般光学助视器所不能达到的。⑨有利于教学，尤其对低视力儿童的教育最有益。低视力儿童可以用远距离摄像镜头对准教室的黑板，教师在黑板上写的字、画的图，都可以映在屏幕上，也可以通过镜头观察到教师。在家庭中，儿童可以利用它读书、写字、做作业，对做数学题、地理画图等更为方便，例如一个图，可以先全面显示在屏幕上，然后在高放大倍率的条件下观察该图的每一个细节。⑩可借以从事其他工作。低视力病人还可利用闭路电视助视器做其他事情，如绣花、织毛衣、集邮、看照片及辨认药瓶上的小字说明书等。缺点：任何助视器都有缺点，闭路电视助视器的最大问题是价格较高。

目前使用更多的是和电脑显示屏相连的闭路电视助视器，这类闭路电视助视器可以与电脑相连，因而能充分利用电脑的各种功能。

其他还有各种便携式近用电子助视器（图 3-16）。

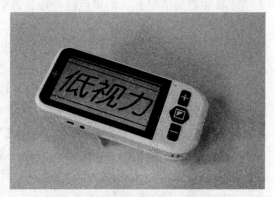

图 3-16 便携式近用电子助视器

（二）阅读机

被称为"专家阅读器"（Expert Reader）的阅读机（reading machine）是近年来为盲及低视力病人生产的高科技产品。通过它可以把各种印刷品，如书籍、杂志及各种复杂资料的文字转换成语音，使盲及低视力病人极方便且容易地"阅读"各种书刊和报纸等。

（三）低视力增强系统

低视力增强系统（low vision enhancement system, LVES）是一种应用电脑视频技术产生放大及增强对比度的高科技产品。低视力增强系统是一种便携式头戴装置，所以使用者或病人双手可从事各种活动或工作，实践证明它非常适合黄斑变性、糖尿病性视网膜病变、青光眼、视神经萎缩及视网膜色素变性等低视力病人。

低视力增强系统是一种能够形成电子图像的头戴摄像装置（图 3-17）。它尚可与其他电视接收器、录像机及电脑相连接。

头戴低视力增强系统可做各种工作：在室内可以操作电脑、书写、阅读报纸杂志、做饭、看电视、学生看黑板等。在室外可以看远处的各种景物，病人所看到的图像清晰，并可根据病人的需要改变对比度及放大倍数。显然，目前各种助视器包括闭路电视器助视器在性能上都无法与低视力增强系统相比。虽其性能极为优越，但其价格昂贵，目前尚难以广泛应用，特别是在发展中国家。

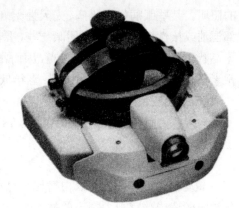

图 3-17 低视力增强系统

第五节 其他视觉助视方法

（一）控制光线传送

太阳帽或称大沿帽、眼镜遮光板，均可阻挡或滤过周边部的光线，避免其直接射入眼内。还有各种滤光片，可以滤过各种短波光，降低这些光线射入眼内，使成像对比度增加，

笔记

二维码3-4
视频 非光
学助视器

进而改善视功能。滤光片对光线的滤过作用，是消除光谱中紫外线及短波长光线（280～400nm）的有效方法。这种有光线滤过作用的滤光片包括各种颜色，如浅黄、粉、褐、墨绿等滤光片，它们的滤光作用不同，可滤过光谱中的短波光（100nm）～长波光（500nm）。光谱中的100～500nm波长的光波由于滤光片的作用虽能降低眩光，但同时也可使外界目标亮度与清晰度降低。这说明了滤光镜应用于消除眩光的局限性，即在降低眩光的同时也会使目标的亮度下降而影响视觉活动。滤光镜的另一个缺点是对色觉的影响，因为滤光镜在改变目标亮度的同时，也会影响人们对色觉的感知。虽然如此，滤光镜对低视力病人的应用仍是十分有价值的。

选择哪一种以及透光率多大的滤光镜主要应根据病人对所试镜片的反应，同时考虑病人的症状和眼病情况。其中黄色滤光镜是目前人们研究最多的一种滤光镜。戴上黄色滤光镜以后，虽然实际的透光量下降了，戴镜者却感觉亮度增强了。黄色滤光镜能滤去大部分波长在500nm以下的光线，因而它们能保护眼睛免受蓝光、紫光和紫外线的辐射及干扰。

总之，戴用黄色或红色滤光镜能明显提高正常人在中及低空间频率的对比敏感度，而对比敏感度的提高对低视力病人的视觉康复很有意义。

（二）照明

照明对低视力病人十分重要。低视力病人常常需要较强的照明，有时也要中度或低度的照明，他们常常对眩光（glare）及对比度很敏感，有时明或暗适应的时间也较长。控制照明对某些低视力病人帮助很大，甚至可以不必再用其他光学助视器。当然，在一般情况下需用助视器加照明的控制。

为获得较强的照明，除增加光源的强度以外，还可将光源移到目标附近，这是一种既节约能源，又增加照明强度的有效方法。照明灯的臂应能调整，如"蛇皮"灯臂，但最好是有关节的灯臂。这种灯臂较长，因有关节，所以可以自由地在各方向运动，以符合不同病人的需要。另外，灯光要求可调，既可以将光线调亮，也可将光线调暗。光源应该有半透明的光罩，射出的光线要在眼水平以下，以免光线直射或反射进入眼内，引起眩光或眼部不适，甚至引起视力下降。

不同眼病对照明的要求不同。一般黄斑部损害、视神经萎缩、病理性近视等，常需较强的照明。某些眼病如白化病、先天性无虹膜、角膜中央部混浊等，常需较暗照明。角膜中央部混浊或核性白内障，需照明暗一些，要注意避免强光使瞳孔缩小，视力下降。白内障术后无晶状体眼在强光下易出现眩光，因而常需较暗照明。年龄与所需照明强度密切相关。正常老年人比年轻人需更强的照明；老年低视力病人往往比正常老年人需要更强些的照明。

（三）控制反光

病人在阅读时，可以用"裂口阅读器"，通过裂口看到字句，一方面对比明显，而且避免了反光。

（四）加强对比度

书及刊物应有强烈的黑白对比。在白纸上写黑字，能够加强对比。低视力门诊要接待各种眼病造成严重视力损害的病人，所以门诊内的设备、地板与墙壁等的对比度要强一些。低视力病人的周围环境，如室内家具、桌椅及其上物品，均要求有强的对比度。

（五）相对体积大小或线性放大作用的利用

如大字印刷品、大字号的电话拨号盘，可以套在普通电话盘的外面，以利于低视力病人使用。用于低视力儿童或其他年龄病人的文娱活动，有大扑克牌等。

（六）阅读架

许多低视力病人需要在很近距离阅读，这样身体很易疲劳，例如头颈部、背部、腰部等。如有阅读架，则不但可以采取舒适体位，减轻疲劳，而且把书放在阅读架上，手也可以自由

笔记

活动。

（七）写字用的助视器

可利用粗黑线条的纸、粗头笔、书写控制板等帮助写字。

第六节　非视觉性助视方法

超声波导向仪，常用于盲人或视力严重损害病人，病人可以靠听觉，根据导向仪发出信号的高低来决定障碍物的有无、方向及距离等；会讲话的书、计算器、体重计等，均以听觉代偿视觉的不足；靠触觉的阅读器，可以靠机器的振动，通过手指来阅读。此外还有靠触觉的盲人手表、钟等。

长手杖作为视力障碍者的行走工具，需要通过训练，才能使它真正起到延伸触觉或起到"触角"的功能。训练病人使用长手杖走路的关键问题是手杖与身体的活动协调一致，使手杖成为病人身体的一部分。一般手杖可提供 1～1.5m 范围内的信息。但如果障碍物位于病人肩或头部高度，即空间或非地面障碍物，则手杖无法发现。

电子行动工具包括超声波及激光装置，当声波或激光束碰到障碍物以后，便产生音频或振动信号，为病人听到或感到。

全球定位系统（global positioning system，GPS）是通过一个人造卫星组成的网络，来确定物体的移动速度和物体在地球上的位置。通过全球定位系统病人能接收到有关自己的位置和周围情况的信息，因而容易确定自己行走的路线。全球定位系统能告诉病人下一步应该向哪个方向走，能帮助病人确认他所喜欢的饭店，能告诉病人正穿过哪条马路，甚至能告诉病人他正站在公园的哪一边。因此全球定位系统能有效地拓展病人的独立活动空间。

导盲犬可以为盲人带路，也有称导盲犬为"盲人狗"或"引路狗"。导盲犬完全听从主人的命令，一般讲它不"认路"，主人要上下班或到朋友处访问，要自己认路，比如在何处拐弯，在何处过马路，都由主人自己决定。如果主人决定拐弯时突然有汽车迎面开来，导盲犬便不执行主人的命令，自动停下来，等车过去或危险过去以后再前进。总之，导盲犬的作用是向盲人及低视力病人提供保护，使病人行动安全而迅速。

水位提醒器：将水徐徐倒入杯中，当水面达到报警器末端金属柱处，报警器即发出响声，报告病人水将溢出。

盲人辅助 APP 软件，它运用图像识别、人脸识别、语音识别以及深度学习等相关核心技术，结合大数据分析能力和人机交互技术，帮助盲人更便捷地获取日常生活信息，感知真实世界，从而能够使弱势人群正常生活、融入主流社会，让他们可以和普通人一样平等享受科技带给他们的便利。

第七节　视野缺损的助视器验配

视力、视野、对比敏感度是视功能的三个基本组成部分。当然完成一项视觉活动还有赖于色觉、光觉、立体觉和眼球运动等其他功能的共同参与和相互协调作用。视野损害类型和损害程度，对视觉功能有重要影响。

在一般人的概念中，衡量一个人眼睛的好坏或是否为盲人，常常仅指视力而言，没有考虑到视野，这是很不全面的。实际上，如果一个人的视力为 1.0，而视野小于 20°，那么在生活、学习和工作方面的困难，要比视力为 0.1 而视野正常的人大得多。就低视力病人的康复而言，有视野损害的病人也比单纯视力障碍的病人康复起来要困难得多。因此，在临床低视力研究中对有视野缺损的低视力病人的处理，应引起更多的重视。

笔记

一、视野损害的处理

（一）无视野损害

这些病人的视网膜及黄斑均正常，由于屈光介质混浊，他们的视力明显下降，周边视野稍受影响。这类病人在低视力门诊中比较易于处理，使用助视器的效果也较满意。通过各种助视器如望远镜、眼镜助视器、放大镜，都可以在视网膜黄斑区产生一个增大的像，提高视力。

（二）中心视力损害，黄斑发育不良

对于这类病人可配用各种光学助视器，如普通眼镜助视器、手持放大镜、立式放大镜等。实际上对先天性黄斑中心凹损害的病人，只要将目标向眼前移近，即有可能看清。当然，病人应该有足够的调节力。对有些病人可以使用各种非光学助视器，如遮光板、滤光镜、大字印刷品等。

（三）中心及旁中心暗点

中心视野大约为 30°，包括视网膜后极部的黄斑、中心凹及旁黄斑区。在视野损害中，中心、旁中心暗点是比较常见的。值得注意的是这些暗点的特点如大小、绝对暗点或相对暗点。

有浓厚中心暗点的病人常常在读一个句子时被发现，可用这种方法来检查：当他头不动注视一个句子时，可能看见这个句子头部和尾部的字，而看不见中间的字，所以无法将整个句子读下来。通过 Amsler 表或平面视野检查，也可以证实这种情况。如查暗点是在注视点左侧，则阅读起来效果差。因为我们读书的时候都是从左向右看的。所以检查病人时仅仅查视力表上的单个视标，往往不能反映出病人的视野情况，更不能检查出病人的阅读能力。如果让病人读上几个句子，就会估计出他有无中心或旁中心暗点。同样的道理，在配戴助视器后，也一定要让他们达到能阅读，通过读句子可以检验助视器是否合适。

对有相对中心暗点或绝对中心暗点病人进行处理的首要步骤，应是仔细验光，矫正屈光不正，然后再根据情况验配远用助视器及各种近用助视器，如眼镜助视器、手持放大镜和立式放大镜。眼镜助视器的优点是其视野比其他类型助视器大 2～3 倍，而且手能自由活动。当病人戴上眼镜助视器并能大声朗读一段文字时，证明可以用眼镜助视器。这段文字可以印刷成大小不同的型号，其内容是向病人解释使用这种助视器的方法和优点。通过阅读既能检查出效果，又做了解释工作。

（四）周边视野缩小的处理

视野缩小常见于视网膜色素变性、进展性青光眼、脉络膜缺损和某些类型的视神经萎缩等。其中视网膜色素变性占严重视野缩小病因的 90% 以上。

对于周边视野缩小的处理，首先需矫正屈光不正。看远可使用望远镜式助视器，一般选用 2.5 倍较合适，也可根据需要用低倍或略高倍数。这种望远镜只能在静止状态下使用，不能在动态下使用。因为望远镜的视野将充满病人的视野，没有留下自然视野的空间供比较和定向。

看近和阅读可使用眼镜助视器。如果视野不是极度缩小，在验光后再配戴合适度数的眼镜助视器，则低视力病人往往可获成功。视野严重缩小的病人不宜使用普通眼镜助视器，可建议使用手持放大镜、立式放大镜，因为这样可以在稍远的距离内使用，比近距离使用可感知的视野稍大些。

中心视力极差并有严重视野缩小的病人，一般只能使用闭路电视助视器。病人在利用闭路电视阅读时，可以有较舒适的体位，字的放大倍数和亮度可以任意调节，更重要的是阅读距离比较接近自然，这样可以获得一个较大的视野。

笔记

二、视野增宽和扩大装置

为了弥补视野不足,可使用一些光学辅助装置。

(一)倒置望远镜

倒置望远镜就是把望远镜的使用方向颠倒过来。原来在前的物镜转到眼前成为目镜,而原来的目镜转到前面成为物镜。从这种镜子里望出去,外界视野被压缩,物像的距离推远变小,病人的视野虽然没扩大但可见的范围却增加了。但是这种方法的不足之处是物体被推远了,中心视力也有所下降,因此,这种倒置望远镜对于视野缩小而视力正常的病人有一定的实用价值。同时,病人用了倒置望远镜后,其功能性视野将受损。除了视力损失外,倒置望远镜使物体看起来比实际远了,这种空间改变很难适应。刚使用这种装置时,病人的第一印象是静态方位很好,但动态观察很失望。虽然在镜内看到的东西多了,但往往不知道看的是什么,与周围环境不能联系。所以这种装置最好用于已知的熟悉的环境。如在室内寻找有固定位置的物品,找桌子上、工作台或冰箱内的东西,不用细看就能知道,找得比较快。在这种情况下,一般只有很短的距离,甚至伸手就可以拿到,可以弥补倒置望远镜带来的空间和距离的失真。

(二)膜状三棱镜

在视野缩小病人的眼镜上贴一个膜状三棱镜,病人可以通过较小的眼球运动来监视周边物体。膜状三棱镜扩大视野的原理见图3-18。

要经过比较长的一段时间来训练病人使用膜状三棱镜,首先进行棱镜模糊试验,再进行三棱镜实际应用训练。当病人掌握训练方法后,可以在室外各种环境中练习。这样可以使病人有一个物体空间移位的经验,以及在行走中用棱镜观察的方法。应当训练病人只对重要目标发生反应。病人有时会感到不能成功地使用棱镜,这是因为训练不够充分,进入复杂环境太快之故。所以还需要长时间训练实践,加强目标移位训练。

当病人成功地使用了一段时间棱镜之后,他们会感到棱镜不像当初那样有效。这是因为他们搜寻目标的能力已经提高了,较大范围的眼球运动增加了他们动态视野。这时可把棱镜向外缘再移一点,找出新的棱镜位置。

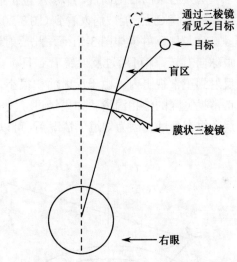

图3-18　膜状三棱镜扩大视野的原理

(三)负镜片

手持负镜片置于眼前20~30cm的位置,通过镜片可以看到一个扩大了的视野,视野中的物像同时缩小。负镜片这个装置实际上也是一个"倒置"的伽利略望远镜,负镜片是望远镜的物镜,病人所付出的调节力构成了望远镜的目镜成分。负镜片的度数越高,越靠近眼睛,需要更高的调节力。如果病人的调节力不够,正度数部分可以通过一个小的Fresnel压贴镜片贴在眼镜片的上方,如果病人是配戴渐变多焦点眼镜或者双光镜,可以通过阅读近附加来提供正度数。当然,以上这两种情况都需要病人沿垂直方向倾斜头位以便使用镜片的合适区域增加正度数来补偿自己调节力的不足,但是负镜片仅用于短时间的识别工作,帮助病人在陌生的环境中定位或对感兴趣的物体进行定位。

三、偏盲的处理

偏盲分为同侧偏盲、上下偏盲和双颞侧偏盲等。同侧偏盲在老年人比较多见,病因可

笔记

能为血管性疾患影响视放射和视交叉；上下视野偏盲可能由前部视神经缺血所致，双颞侧偏盲的常见病因是视交叉处肿物压迫。

补偿视野缺损的装置可使用三棱镜，其原理和使用方法与前述一样。不过在使用中更觉不便。因为棱镜中的小视野不易捕捉，而且头转动时镜内的视野也跟着动，所以也存在视混淆和复视问题。

另一种装置是反射镜。这种反射镜有两种角度。第一种叫常规反射镜，例如颞侧偏盲，反射镜固定在鼻侧边上，与镜面垂直（图3-19）。

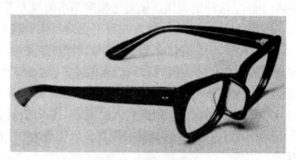

图3-19 偏盲常规反射镜

病人右眼的右侧偏盲，目标A位于病人右侧视野（偏盲）中，目标A通过平面镜反射到正常视网膜C上，能被病人看到（图3-20）。

第二种反射镜如图3-21示，此反射镜固定在眼镜片上。病人为右侧偏盲，只要稍稍将眼球向右转，即可通过反射镜看到目标。使用这两种反射镜，可以利用反射把盲侧的物体反射到正常视野内。由于反射面积很小，所以反射的物体不易找到，不易识别，而且易于和正常视野区的像相混淆。如果经过一段时间训练，能掌握、发现和知道盲区内的情况，这对活动很有帮助。因为知道了情况后，可以快速转过头用正常视野来观看。

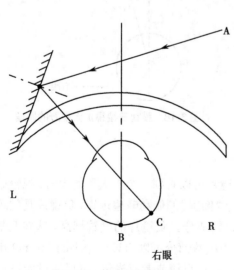

图3-20 偏盲反射镜原理

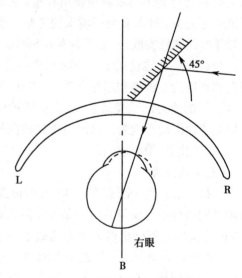

图3-21 反射镜固定在眼镜片上

不同类型的视野缺损所带来的问题各不相同，但他们都有共同之处，就是不容易被社会所理解。从外观上看，他们的眼部无严重损害或畸形，所以人们总是要求他们像正常人一样工作、学习和生活。他们想解释自己的情况，又往往被认为是找借口。作为这部分病人，也存在着心理障碍和困难。中心视野缺损的人面对熟人却往往视而不见，被人误解。所以这种情况也被称为"社交盲"。周边视野缩小的人，对周围环境了解差，活动受限，他们

笔记

对环境的适应能力甚至比生来就盲的人还差。病人本人的心理是不愿暴露自己的视力情况。对待这样的病人,要耐心和同情,帮助他们树立信心,不仅要配戴上合适的助视器,更应该强调训练的重要性。只要经过认真的训练,大部分病人都能逐步克服视野缺损所带来的困难。

(于旭东)

参 考 文 献

1. 孙葆忱. 临床低视力学. 第2版. 北京:华夏出版社,1999
2. 孙葆忱. 低视力康复培训教材. 北京:华夏出版社,1998
3. Eleanor EF, Lisa CO, Michael Fisher, et al. The Lighthouse Clinician's Guide to Low Vision Practice. Oxford: Oxford University Press, 2011

二维码3-5
扫一扫,测一测

笔记

第四章

低视力康复训练

本章学习要点

- 掌握：低视力康复的特点；助视器训练的内容；日常生活技能训练的原则。
- 熟悉：助视器训练的注意事项；日常生活技能训练的方法；低视力康复水平的评估方法和意义。
- 了解：低视力康复新技术。

关键词 低视力康复 助视器训练 生活技能训练 低视力康复评估

低视力康复训练是低视力康复中至关重要的环节。在实际工作中，大部分低视力病人没有助视器的使用经验，也缺乏生活技能的训练，因此，能否正确、自如地使用助视器满足视物需求、在生活中掌握必要的技能、提高生活独立性是评判低视力康复服务有效性的核心内容。

在低视力康复过程中，低视力病人可根据视障情况和视觉需求有针对性地进行远用助视器和近用助视器的训练以及功能性视力训练，并结合自身的家庭角色和生活状态对特定的生活技能进行训练，通过综合的康复训练提升低视力康复效果。

第一节　低视力康复的特点

低视力康复的目的在于充分发挥残余视力的作用，减少视觉损伤对工作、生活的影响，保持有成效的独立活动，提高生活质量。在低视力康复过程中，眼科医生首先要了解病人的眼病情况以及因视力受损所导致的直接或间接的功能障碍，然后对病人进行眼部检查，进一步详细评估病人的视力、屈光状态、视野、对比敏感度、色觉、明暗适应能力、眼球运动、固视能力等。通过上述指标的检查，医生可以详细了解病人视功能的受损情况，同时根据病人的视觉需求，有针对性地验配光学和非光学助视器，并对病人进行相应的使用指导。

对病人视觉方面的康复仅仅是低视力病人整个康复过程中的一部分。当一个人的视觉受损后，所导致的并不只是看不清或看不见，而是会影响到生活中的各个方面以及身心健康。因此，低视力康复应该是多学科联合在一起的综合康复，除了眼科医生与视光师以外，康复专家、心理咨询师、定向与移动指导者、物理治疗师、特殊教育者以及社会工作者等都是康复团队的重要成员，为低视力病人提供各方面的康复策略、技术以及培训，提高其生活和工作的能力。

笔记

第二节　助视器的训练

低视力病人如何使用助视器，如何通过视觉康复训练获得更好的功能性视力，这是低视力康复中一个非常复杂和重要的问题。下面将介绍低视力病人在使用远用或近用助视器时常遇到的一些问题及其解决方法。对于每一个低视力病人，都应制订一个适合于病人本人情况的训练计划。

一、远用助视器的训练

为了很好地制订一个训练计划，首先应该熟悉以下基本情况：①在训练开始之前，指导者应了解低视力病人的眼科诊断、视力、视野、对比敏感度等视功能情况；②指导者应了解助视器的光学原理、功能、用途及优缺点等；③指导者应该知道低视力病人使用助视器要达到的主要目的与需求；④训练的原则是先简单后复杂，训练的目标应该是先静止后运动；⑤低视力病人可能需要放大倍数较大的助视器，但在开始训练时应该用低倍助视器，训练用的目标也应该大一些，这是一种由易到难的训练原则；⑥在训练初期，时间要短一些，以防止病人产生视力或身体疲劳，影响训练效果。

二维码4-1
视频　远用
光学助视器
的训练

（一）训练前准备及训练中的注意事项

作为训练的房间应该安静、简单、整洁，可以利用人工或自然照明。墙壁应该为浅色，地面为深色，以使对比度良好。在墙壁上应挂有色彩明显的目标或图片，原则是低视力病人裸眼看它们时，只能看到一个大概情况，如果要看清需使用助视器。室内应有桌椅，以便低视力病人开始训练时，用它们支撑住病人的肘部。

指导者对病人进行训练时，遵循一个合理的顺序是非常重要的，即病人在了解一个复杂的技术之前，应该先学习简单的技术。如果受训练的低视力病人有使用助视器的经验，则训练工作可以简化。在教学或训练中使用的物体，也应遵循逐渐变复杂这一进程。受训练的低视力病人，首先应该在室内训练，然后再到室外训练。如果病人需要多种助视器，则首先使用低倍数助视器进行训练。低视力病人在训练中使用的物件大小、形状、与病人的距离、物件位置的高低及角度、质地结构、反光情况（颜色、饱和度及亮度）、物件与周围环境的对比度，以及病人对此物件是否熟悉等，指导者都应仔细考虑。在训练过程中，指导者应该记录下低视力病人取得进步的情况，应该随时询问病人使用助视器时的困难并帮助解决。指导者与病人都应该明确知道每次训练的主要内容、目的和要求。在病人掌握了基本技术以后，每次训练的间隔期间，病人都要在家中自行练习。如果病人用眼去注视或寻找一个物体有困难，可以用带声响的物品代替，如收音机、带嘀嗒声的钟等，以使听觉与视觉互相联系与补充。但是有时无论如何努力，指导者仍感到低视力者训练有困难，此时指导者应该与低视力门诊的医生或验光师共同研究病人在训练中的表现，共同设法解决病人在训练中出现的问题。

在门诊或康复机构进行训练时，如低视力病人使用某种助视器感到不满意，可以随时更换其他助视器。如果助视器使用失败或病人拒绝使用，可预约复诊再次试用。在家中或学校内亦可进行训练。在低视力门诊得到初步训练以后，病人再回到家或学校中进一步训练，这是一个很好的方法。指导者应该与病人家属及教师共同讨论低视力病人的视功能情况、助视器的性能及使用方法等，指导者需要与家庭及学校合作，建立一个适合于低视力病人的训练场所，如适合于病人的照明、桌椅及其他简单设施等。

（二）训练方法

1. 目标定位训练　为避免摔坏望远镜，可在望远镜上加一小带子，套在手腕上。许多

笔记

小学生愿用长带子套在颈部，特别适合在户外应用。筒状望远镜常常很难找到哪一端是目镜及哪一端是物镜，对低视力病人困难就更大，指导者可以在目镜端涂上或贴上一个明显标志，以便于病人使用。训练用的房间要简单，以免目标或物件过多而使训练受到干扰。病人使用望远镜时，应尽量保持望远镜的稳定，在病人取坐位时，使用望远镜的那只手肘部应该支撑在桌面上，桌子矮的可以在桌上加几本书，肘部支撑在书上，尽量保持稳定和舒适。病人站立使用望远镜时，可用另一只手握住持望远镜手的前臂，以达到使望远镜稳定不动的目的。

老年人，尤其是患有神经系统疾病者，要保持望远镜稳定常常十分困难，应该有个支撑系统来帮助此类病人。如果病人利用望远镜仅仅做一件事情如看电视，则可把望远镜固定在一个三角架或类似的支架上。也可以用卡式望远镜卡在病人的眼镜上，这样比较容易保持稳定。

首先应进行目标定位即寻找目标的训练。指导者先以病人为目标，两者之间距离为2~3m，调节焦距，直到看清楚病人为止。然后两者互换位置，指导者在离病人2~3m处，让病人通过望远镜找到并看清指导者。有时这种训练要重复几次，病人才能掌握这种简单的定位训练。

2. 注视训练 病人掌握了目标定位技术以后，应进一步训练注视技术，注视技术是以目标定位为基础的。

首先进行望远镜的调焦训练。在训练调焦之前，病人应具备利用望远镜能对准及发现目标，使目标与眼睛成一条线中的两点的能力。有些病人可能总也学不会调焦，这样便可以试用非调焦或固定焦距望远镜。如果该类低视力病人常常只用望远镜做一种工作，或看一个固定距离的目标，可以由指导者帮助病人调好焦，然后沿望远镜镜筒的长轴全长画出或标记出一条清晰的线，如果离开此焦点或焦距，镜筒上的标记线便断开，把断开的标记线重新连成一条线，则望远镜便又重新恢复到原来的焦距处。实践证明，这是一种简单有效的方法。

训练时可以在病人正前方2~3m远处挂一幅图片，先让病人使用未经调焦的望远镜找到图片，在目标不清的情况下，指导者讲解调焦的方法并做出示范，并要求病人自行练习调焦动作，熟练之后可对准目标进行调焦，直到看清目标为止（图4-1）。

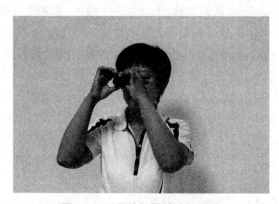

图4-1   远用助视器的注视训练

3. 定位注视联合训练   定位与注视的联合训练包括在不用望远镜的情况下找到目标，再用望远镜寻找目标，使目标与眼为一条线中的两点，然后对望远镜进行调焦，直到看清楚目标为止，即准确的定位及看清目标（注视）的联合训练。

如果用望远镜进行定位注视联合训练有困难，可用一纸筒放在眼前进行定位、注视等练习。因为纸筒的孔径比较大，易于获得成功。纸筒训练无困难以后，再戴望远镜进行训练。

笔记

各种训练方法均不满意时，可考虑更换较大视野或较大物镜的望远镜，或试用较低倍数的望远镜。

4. 跟踪（tracing）训练　跟踪训练是介于注视与追踪之间的一种训练。指导者可以在黑板上或纸板上画一条连续的直线，此线全部在病人视线之中，先不用望远镜看到此线，然后使用望远镜看清此线，再画一条更长的线，练习用眼从线的开始看起，沿着线看下去，直到线的末端，病人可以控制自己的头部（不是眼）慢慢均匀运动，从线的一端看到另一端。先不戴望远镜做此训练，然后戴望远镜再做上述训练。在此过程中头部（及眼）与望远镜"连在一起"或"连成一体"，在运动中望远镜不能偏离眼部。先看的是实线，后看虚线，线可为水平、垂直或斜线。然后指导者画一个几何图形，病人从图的一边看起，逐渐看完全图，然后说明或画出图的形状。

在上述训练完成后，再看不规则的图，图上的每一条线都标明号码，号码字要小些，只有使用望远镜才能看清（彩图 4-2）。线的颜色各不相同，让病人练习看清各条颜色的线及其号码，说明为直线、斜线、实线或虚线等。技术熟练以后，再画另外一个由各条线组成的不规则曲线（实线或虚线）图。曲线图是由各种颜色的粉笔画出来的，曲线的起止端各有一个号码（彩图 4-3）。例如病人跟踪看完 3～6 是一个虚线曲线图，而 5～2 是一个实线曲线图后，能将图形及实或虚线讲清楚，然后再将图形的线变细，号码变小，重画一个新图，继续进行训练。

5. 追踪（tracking）训练　跟踪训练是跟踪一个静止的目标，而追踪练习是追踪一个运动的目标，因此，后者比前者更难一些。因为这样病人无法控制目标的运动速度，而病人头部（眼前有望远镜）的运动速度及方向完全取决于所要看清的目标的运动速度及方向，所以在这种情况下病人常常处在被动困难的地位。

追踪训练在室内可以看指导者手中所持的目标，而目标可以做各种运动。在室外可以练习追踪一个玩耍的小孩、骑自行车者或一个行进中的汽车等。

6. 搜寻（scanning）训练　这是用望远镜搜寻周围环境中的某一目标的练习方法。病人应该用直线、重叠、一行一行的扫描方法来覆盖要搜寻的地区，而不是用快速、不规则或无规律的方法进行搜寻目标的训练。

训练方法是病人戴上望远镜助视器，面对黑板，其上画一个搜寻图形（图 4-4A），病人练习跟踪此图（按箭头方向）并读出线旁的号码。当病人已能熟练跟踪此图以后，指导者便需另画一个与图 4-4A 相似的虚线图，待病人能跟踪此图以后，则再画图，使虚线图的线变短，线间间隔加长，最后一图是线全部消失，仅有在原线旁的号码，这些号码是随意而不是按顺序排列的。当病人已掌握搜寻技术以后，再练习垂直搜寻技术，方法同上（图 4-4B）。然后增加病人与黑板间的距离，线变细，号码变小，照明降低等，继续进行训练。

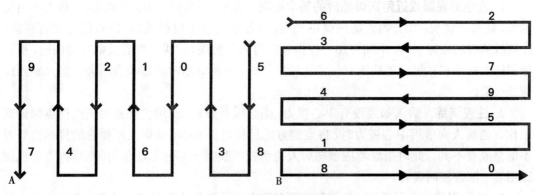

图 4-4　搜寻练习顺序图
A. 水平方向搜寻训练图　B. 垂直方向搜寻训练图

笔记

最后是实地训练,练习在拥挤的人群中搜寻病人所熟悉的人,搜寻十字路口的红绿灯、街道牌、各种不同的建筑物(如商店、政府办公机构、影剧院等),以及天空中的飞鸟等。

二、近用助视器的训练

二维码4-2
视频　近用
光学助视器
的训练

近用助视器的训练与远用助视器的训练有许多共同之处,前边已谈到的不再赘述。

(一)训练前准备及训练中注意事项

1. 训练前的准备工作　应了解病人视力及视野改变,可以根据视力情况决定所用训练目标的大小。如有中心暗点、管状视野或偏盲,均须采用不同的训练方法。

应该知道病人发生视觉损害的时间,如果在近期,病人心理方面存在的问题可能是更重要或更需要加以解决的。如果视觉损害已存在较长时间,则病人更易于接受训练或康复。严重先天性眼病所致视觉损害,在以后的训练中可能更困难一些。

病人全身健康状况较重要,如病人全身健康状况较差,为避免病人疲劳,对一般性训练计划可能要做一些必要的修改。

由于病人文化水平的不同可有不同的需求,例如一位大学教授和一位文盲病人对助视器及训练的要求和目的肯定会有较大的差别。

应了解病人的职业,不同职业对助视器的要求不同。例如一个钟表修理工人与一位售货员对助视器会有不同的要求。

还应了解病人的业余爱好,业余爱好能使人们的生活更加丰富,生活质量更高,不同业余爱好需要不同的助视器。例如一个集邮爱好者与一个钓鱼迷,便需不同的训练方法与计划。

既往使用助视器的种类与效果,也是应该重点了解的。如既往使用助视器失败,应特别注意找出问题或困难所在,以求在训练中加以解决。

2. 训练中的注意事项　在第一次训练开始前,指导者应首先向低视力病人介绍自己,使病人感到亲切、舒适,创造一种友好、轻松的氛围。指导者要向病人及其家属询问接受近用助视器的主要目的,还要询问病人既往工作及目前的工作情况,这是在训练工作中必须加以考虑的。然后指导者与病人共同讨论病人的视力、视野、眼病情况及低视力门诊给病人开的助视器处方,并用通俗的语言就上面讨论的问题对病人进行说明及解释。上述讨论和解释必须包括陪伴病人前来的家属或其他人员,因为这些人将帮助指导者及病人在家和学校中进行训练,这是一种非常重要和有效的支持力量。

另外一个要与病人探讨的是照明问题,即病人在何种环境下需要明亮或较暗的光源,白天及夜晚照明有何不同的需要。

(二)训练方法

1. 近用助视器或近距离训练时的基本原则　①应使训练环境尽可能轻松,病人不出现紧张、疲劳等情况;②开始训练应简单一些,以使病人易于取得成功,既有信心又有兴趣;③训练的时间应短一些,中间可加一些指导者与病人的谈话,讲一些有关助视器问题,不要使训练太单调和枯燥。当病人对技术比较熟练时,再将训练时间延长也不会使病人感到疲劳或厌烦。

2. 注视训练　病人如果没有中心视力,则必须避开盲点,用优先视网膜注视点阅读或工作。当病人向前用中心视力时,盲点侧方的目标可以看到,而病人所要看的目标恰好看不清楚或看不到。此时指导者应该向病人说明视网膜哪一部分无法使用,然后再告诉他应该用哪一部分视网膜看。

3. 定位训练　在阅读时,找到每一页的开始处、文章的题目或图表等,必须使用定位技术。例如在查字典或查电话簿时,首先要在该页的顶端找到关键的字,这就需要用到定

笔记

位技术。在编织毛衣时如要寻找漏针处,也需定位。检查定位的方法是:①指导者给病人一本书,让他找到某页书左上角或右上角的第一个字,左下角或右下角最末一个字等;②如果做上述练习有困难,指导者可以在纸上写几行字,来做定位练习,或在桌子上摆一些小东西(成行),让病人做定位练习;③在检查过程中,指导者要观察病人的体位、头部及眼部位置,并向病人提供合适的照明与对比度(图4-5)。

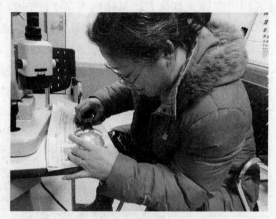

图4-5 近用助视器的定位训练

4. 搜寻或扫描训练 搜寻或扫描技术可用于各种印刷品,如阅读书刊、报纸、查电话本上的名字等。病人的眼球可以注视书上的某处不动,让书本沿着一定方向运动,使字"进入"病人的注视区;或保持眼球及读物不动,仅仅移动头部。如果病人有视野缩小而无中心暗点,此时病人常不愿使用助视器,而仅仅用眼进行扫描。

5. 追踪训练 在写字时,病人需追踪在纸上运动着的笔;织毛衣时,需追踪毛衣针。许多职业都需有良好的追踪技术。指导者使用下列方法可以检查病人的追踪能力:①指导者以手拿一小目标,在病人面前从上到下、从左到右,以及做圆形运动,使病人用眼及头部运动来追踪此目标,最终单纯用眼追踪此目标。然后逐渐缩小目标,观察病人的反应;②让病人自己手持目标,做上述追踪练习,观察病人的眼 - 手协调动作。当目标运动时病人是否能够固视,病人追踪目标时是头和眼睛一起追踪,还是仅有眼睛追踪等。

6. 视觉技术的有效应用

(1)调焦训练:首先用眼垫遮住病人视力较差眼,然后让病人通过助视器中心部看目标,目标与眼之间的距离以病人能辨认清楚为合适,十分重要的一点是目标与背景的对比要好。让病人明白焦距或景深的含义,将目标离开焦点,即离眼很远或很近时,病人便无法看清此目标。开始由指导者操作,以后由病人自己操作,使目标离开焦点,然后再回到焦点,前者图像模糊,后者清晰,反复练习。

若病人对上述焦距练习有困难,可考虑以下方法:使用阅读架,也可使用带距离控制罩的放大镜。当病人使用手持放大镜难以控制焦距时,可用立式放大镜代替。在阅读时可先让读物与助视器透镜接触,然后互相离开,读物向远处慢慢移动,直到病人能看清楚为止。

(2)定位训练:让病人手拿读物,或将读物放在阅读架上,病人用示指指向文章的开头处,或指向文章的标题,注意此时要有良好的照明,然后在使用助视器的情况下重复上述练习。

如病人做上述训练时有困难,则可采取以下措施:使用裂口阅读器,这样更易于定位。设法增加目标与背景的对比度。让病人在不用助视器情况下,使用其优先视网膜注视点对目标进行定位,然后将助视器移到眼前,进行定位及调焦。如病人定位仍有困难,则应考虑

笔记

换用低倍助视器,这样视野会大一些,定位较为容易。

(3)搜寻训练:指导病人应用系统搜寻法寻找目标。在阅读时,慢慢从左向右读,读完一行,从原行末尾回到第一个字,然后再移到下一行。如果在搜寻训练中遇到困难,可以采取下列方法解决:如使用裂口阅读器,或在读过的每行字下面作出标记。病人可以用手指压住每行的第一个字,然后眼与手指同步移动。另外,尚可在纸上画横线,线的两端标出大数码(图4-6),进行搜寻或扫描阅读。具体方法是让病人从1读到2,然后回到1,再移到3,读到4,依此类推。下一步练习是以字代替数码1、2、3等,最后取消每行字两端的标记进行阅读。

(4)注视训练:如病人使用助视器也难以保持注视能力,即应采取下列方法进行训练:增大训练目标,如阅读时使用大字印刷品;设法增加对比度;改变助视器的种类,或降低助视器的放大倍数(图4-7)。

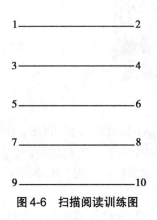

图4-6   扫描阅读训练图

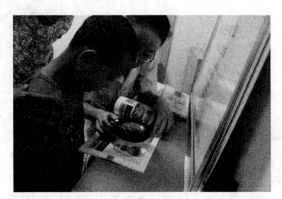

图4-7   使用立式放大镜和大字图书进行注视训练

第三节   功能性视力训练

功能性视力这一概念由 Barraga 在1970年首先提出,其核心是:为了有目的的行为而去使用的视力,即指为了满足日常生活中的种种需要,而以不同方式使用各种视觉技巧的能力。这些需要包括阅读、移动、游戏、职业工作或教育活动中为了有目的的行为而使用视力的方式。这一概念强调人们使用其视力的能力。

人与人之间在使用视力上的差别通常与远、近视力水平无关,一个人也许视力很差,甚至不能做一些精细的工作,如编织、雕刻或阅读等,但是他们可以看见并躲开物体以使自己安全地活动。临床诊断相同的病人其功能性视力却很少相同,功能性视力的变化可能由于性格、智力、经历、其他损害或视觉注意和视觉加工的缺陷等因素所致。低视力专家长期以来认为观察及衡量视觉行为对于了解功能性视力比单纯测量视力更为重要。对于功能性视力的评估,比临床评定更能够提供关于病人在教育或其他环境下使用视力能力的信息。事实上,功能性视力与临床病理评定之间没有直接的联系。

一、功能性视力的模式

功能性视力的模式是一个有灵活性的三维结构,包括视觉能力、个体可利用的储备及环境线索。

1. **视觉能力**   视觉能力包括视觉的5种成分:①远近视力;②中心和周边视野;③视觉器官(眼球)的运动;④大脑枕叶和其他参与固视、融合、运动性知觉区域的功能,晶状体外形的改变;⑤对光和颜色的接收,包括对光的耐受和色觉缺陷。Barraga 指出:①视觉能力

笔记

的发育不是天生的或自动的；②视觉能力不只取决于视力，视觉能力的评估也不单由视力而定；③视觉能力和功能性视力与视觉损害的种类和程度之间没有必然的联系；④视觉能力和视觉效率可以通过对有关视觉经验的一系列训练方案的学习而得到提高。

2. 个体可利用的储备　个体可利用的储备是指病人过去的经验及一些有效的功能对新的刺激做出的反应，或利用这些经验和功能做新的活动。共包括 5 个部分，即认知、除视觉以外的其他感觉的发育和各种感觉的结合、知觉、心理特征、身体特征。

认知（cognition）：是指一个人的思想、知识和对事物的解释、理解或看法。认知在学习过程中的作用目前还不清楚，但认知过程肯定参与了学习的全过程，故需从认知来理解人的学习和行为。

知觉（consciousness）：是指对直接作用于感觉器官的客观事物的整体反映。如对苹果的知觉即是从整体——从其视觉的形状、颜色，嗅觉的香味，触觉的硬度等属性全面反映。知觉可解释为了解所见之意义。要知道所见的物体或符号究竟是什么，一个人需要见到过并能够记住许多类似的物体或者符号。

心理特征：在低视力评估与康复过程中，病人常受其情感状态如焦虑、抑郁、缺乏自信等的影响，因此需要注意病人的心理状态，而不是只让病人将注意力集中在视觉信息和视觉技巧上。

身体特征：包括运动的发育和全身健康状况。视力损害和运动的发育是相互影响的，由于引发视力损害儿童去运动或伸手取物的视觉刺激较正常儿童弱，所以其运动发育也受到影响。同时，运动发育迟缓也会影响认知能力的发育，并且也影响儿童学习如何最大限度使用其视力。

3. 环境线索　环境线索是指通过后天学习而获取视觉线索的病人，通过环境线索能够感知外界物体。它包括以下方面：

（1）颜色：色度、饱和度、亮度。有些物体只需通过颜色而无需看清其细节就可以识别出来，例如可以通过香蕉的黄色来识别香蕉。因此无论视觉损害者的病理改变如何，对其进行色觉测试都是极为重要的，对色觉的感知与对形状的感知一样，都是功能性视力的组成部分。

（2）对比度：由于不同颜色的光照到同一物体的不同部分或两个以上物体间的强度不同而产生对比度的差异。良好的对比度对低视力病人是很重要的，只增加对比度而无需改变物体的形状和距离就可使病人更容易看清物体或字迹。

（3）时间：物体显示的频率、持续的时间和速度。

（4）空间：包括物体的大小、样式、距离、轮廓、体积、内部细节、物体与物体之间的距离。就物体的大小而言，大的物体并不总是比小的物体容易看到，对于某些只存留部分视野的病人，他们只能看见大的物体的一部分。就物体的距离而言，距离物体越近越容易被看到，但是如果物体过小或对比度太差即使再近也很难被看到。

（5）亮度：包括进入眼内光线的量、种类及物体的反射情况。有些人在光线比较亮时看得更清楚些，而有些人喜欢比较暗淡的光线。眩光对任何人来说都影响其看清物体，并且环境和物体周围的光线也可以影响物体的清晰度。

功能性视力模式中三维结构间的相互关系：为了引发、维持并扩大功能性视力，上述三维结构的每一维中的每一部分都需要满足一个最低的量，以构成一定"体积"，这一"体积"能达到病人视觉工作所需的量。如果"体积"过大（如视觉工作只需要 0.2 的视力而病人的视力为 0.6⁺），则会产生不同的美学效果。比如视力为 0.2 的病人可以自由地在一个堆放着家具的室内活动，但很容易将一个有花格子的桌布看成一个单一色调的桌布，而视力到达 0.6⁺ 就可以很清晰地看到桌布上的图案，获得更丰富的视觉信息。

笔记

有效的和高效率的功能性视力主要取决于 3 个因素：视力能力、视力加工和视觉注意。在功能性视力中上述 3 种因素及其作用是相互联系的，要确定其中某一种因素是否为损害功能性视力的唯一因素常常是很困难的，有时甚至是不可能的，因为通常情况下视觉损害病人在每一方面都有不同程度的损伤。从功能性视力训练的角度出发，有效的功能性视力应具备：

（1）视觉注意行为：包括对物体的固视、优先固视、搜索物体、跟随物体、转头时维持固视、眼跟随呈环形运动的物体、从一个物体转而注视另一个物体、跟随下落的物体、对近处周围物体的反应、对远处物体的反应。

（2）视觉检查行为：包括集中注意力看手、对面孔或物体消失的反应、注意小的物体、注意潦草的笔迹、看图画并识别图画、远距离识别家人、匹配物体或图画、跟随下落的物体。

（3）视觉指导性运动行为：包括伸手触脸和玩具、转头时伸出手去触摸、模仿无声的动作。

二、功能性视力训练的目的和意义

功能性视力是指为了特殊目的而去使用的视力，即指应日常生活中的种种需要，而以不同方式使用各种视觉技巧的能力。眼病类别与视觉损害时间的不同，低视力病人对视觉技巧的掌握也就不同，而病人的年龄、文化层次及职业的不同，也使他们对视力的需求不尽相同。如有的低视力病人只求在社区走动时不必依靠他人的帮助，而有的则希望能阅读一些书刊，甚至打牌、钓鱼。

进行功能性视力训练的目的有两个：一是提供各种看的机会，鼓励低视力病人更好地使用视力；二是帮助低视力病人掌握视觉技巧，学会视觉操作，提高病人利用自身残余视力的能力。

低视力病人的功能性视力训练是依据眼球运动的注视、跳动和追随 3 种基本形式及病人缺乏视觉经验等现实状况，按低视力病人的实际需求进行的。训练分近距离功能性视力训练和远距离功能性视力训练，还包括指导使用助视器。功能性视力训练既包括视觉认识和视觉记忆，更重在注视、跟踪、辨认、搜寻等视觉技巧的训练，训练的中心点是指导低视力病人学会视觉操作，掌握视觉技巧。

三、功能性视力训练的基本内容

1. 注视训练　注视训练是功能性视力训练的一项最基本内容。注视就是集中注意力看清一个目标。对于健康的人来说看清一样东西是最平常的事情，但对于低视力病人，尤其是儿童病人而言，由于缺乏完善的视觉，这一视觉技巧往往有严重的缺陷，因此进行注视训练就成为了功能性视力训练的首要内容。注视训练包括固定注视和定位注视两方面。可借助助视器提高这些训练的效果。

（1）固定注视：固定注视训练帮助病人学会注视远、近距离的某一目标。目的是使要看的物体进入视野最清晰的区域，以便看清该物体的更多细节。

（2）定位注视：在固定注视训练之后进行定位注视训练，就是让病人学会固定注视到需要的地方，即学会向不同的方向和距离注视。比如让病人训练手 - 眼配合取物，在不同距离、不同方向注视自己的手或他人的面孔，注视不同方位的目标等。

2. 视觉认识训练　视觉认识训练主要适用于缺乏视觉经验的儿童病人。通过训练帮助病人识别颜色，辨认物体形态，有助于建立视觉印象。该训练建立在注视的基础上，同时有助于巩固和提高注视训练的成果。在训练中可指导病人在不同距离上观看物体和图片，

笔记

识别及模仿面部表情,进行物体的匹配和比较等。

(1)指导观察物体:选用颜色鲜艳的物品在背景对比明显的环境中进行。训练时,指导者应通过语言引导病人进行细致的观察,并可联合触觉,帮助患儿认识物体的形状和色彩。

(2)对物体大小进行匹配:把几种不同大小的同类物体散放在桌面上,让病人注视物体并找出同样大小者放在一起。需要注意的是病人在选择物体大小时要依靠视觉,而不是通过触觉。

3. 视觉追踪训练 视觉追踪是控制眼球运动的一种视觉训练,即能用眼或头部的运动跟踪一个活动的目标,或用移动视线来追随物体。这是人们日常生活及阅读、书写中必不可少的视觉技巧。

练习用眼描线是近距离视觉追踪的主要训练方法。训练时可使用一些画有各种线条的图片,让病人用眼描随图片里的线条,从一端沿线条找到另一端。训练图片的线条由粗到细,由简单到复杂。在训练时,先指导低视力病人了解并看清画面的内容,再用眼练习追踪。训练时的图片可以选择弧线图、曲线图、沿线找另一端等。以图4-8为例,指导者可以先让病人了解图片的内容和设计,然后从线条的一端找到另一端。

远距离的视觉追踪训练可指导低视力病人先追踪静态物体,再逐步过渡到追踪动态物体。训练方法是在墙上挂上画有线条的大幅图片,让病人距离图片2~3m,先描述图片中线条的颜色和长短,再戴上远用助视器进行每个线条的追踪。动态物体的追踪可以通过让低视力病人注视指导者手中的物体,在注视过程中,指导者可将物体缓慢平稳地从身体的一侧移动到另一侧,在此过程中练习低视力病人的动态追踪能力。

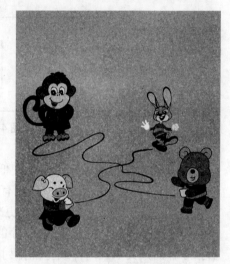

图4-8 视觉追踪训练

4. 视觉辨认训练 视觉辨认是集视觉认识与视觉技巧中注视、追踪为一体的训练。通过区别物体的异同及细节差异来辨认物体,对增强低视力病人的视觉识别能力和提高他们的视觉技巧有着重要作用。

(1)同一类物体的辨认:将同一种类或同一用途的物体放在一起,让病人辨认,并说出物体之间的差别,能够通过细节的差异来识别物体。例如将不同的笔放在一起,让病人辨认并说出物体之间的差别,在观察过程中学会通过细节的差异识别物体。

(2)相似实物的辨认:将几个外观相似,细节存在差别的物体摆在一起,让低视力病人进行辨认。如图4-9,将几只相同的水笔放在一起,其中一个没有笔帽,让病人进行辨认,找出差别。

(3)相似图形的辨认:方法是画出两个外表相似的动物,如小鸡和小鸭让病人辨认;也可以选择一些抽象图形,如一组外部轮廓相同,内部细节不同的图形(图4-10),让病人进行辨认选择。

5. 视觉搜寻训练 视觉搜寻训练也是控制眼球运动的一种训练,与视觉跟踪不同的是,它是指利用视觉做系统的扫描,以找到某一目标的视觉技巧。搜寻时要由物体一侧向另一侧扫描,然后由上而下一行一行地覆盖要搜寻的区域,防止混乱无规则。同时眼球要平稳地运动,不发生偏离。

在训练的时候可以给病人出示一幅图片,并给出要搜寻的具体物体,然后病人要独立地对图片内容进行搜寻,找到指定的物体。也可以给病人出示两幅相似的图片找不同,达到视觉搜寻训练的目的。

笔记

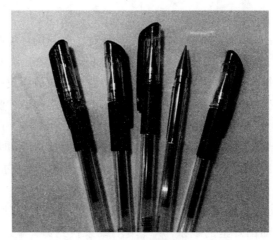

图 4-9　相似实物的辨认

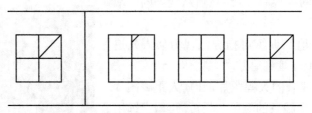

图 4-10　相似图形的辨认

6. 视觉记忆训练　视野缺损使低视力病人看到的目标往往仅是一部分或是一个模糊的全貌，而通过视觉记忆的组织，则有可能将其变得完整而清楚。因此，视觉记忆的形成对低视力病人特别是儿童低视力病人更准确地了解他们所看到的一切是至关重要的。

训练方法：可以在桌面上有秩序的排列摆放几种物品，让病人进行认真观察和记忆，然后指导者抽换其中一两件或打乱排列的顺序，要求病人说出桌上物体的变化或重新按照原样排序。也可以给病人出示一张图片，看 1～2 分钟后，让病人口述图片的内容或者指导者把图遮挡后提问。

四、训练的组织与指导

功能性视力训练是低视力康复中一项必不可少的内容，为保证训练取得良好的效果，应注意以下几点：

1. 个性化训练　低视力病人的视觉状况各异，加上年龄、生活经历、视觉经验等差异，特别是儿童病人与成年病人需求不同，儿童病人中先天致残与后天致残又不同，因此训练计划要因人而定，不能千篇一律。

2. 启发诱导式的训练　首先要鼓励病人积极参与。功能性视力训练内容广泛，各项内容之间既有先后次序又有相互关系，但视力训练不是机械训练，它的有效度取决于病人的配合程度，因此训练的安排既要从内容本身的顺序性上考虑，还要设法调动病人积极性，激发他们的兴趣，引导病人积极参与。

3. 适合病人实际的训练材料　合适的材料是功能性视力训练中的重要一环。中国残疾人联合会出版了一套远近视力训练图谱，但由于病人的情况不一，除了使用图谱，还应使用其他训练材料，尤其对于年龄小的病人，静态的图片不会引起他们的兴趣和注意，需要用一些动态的甚至发声的物品。

笔记

第四节 低视力日常生活技能训练

一、日常生活活动

日常生活活动（activity of daily living，ADL）是指人们为独立生活而每天必须反复进行的、最基本的、具有共同性的身体动作群，即进行衣、食、住、行、个人卫生等的基本动作和技巧。在生活中，不论是正常人还是功能障碍人士，日常生活的活动能力对于每个人都是至关重要的，只不过正常人能够很轻易地完成，而功能障碍人士却面临着种种困难，以至于在日常生活中存在各种障碍。

日常生活活动一般分为基础性日常生活活动（basic activities of daily living，BADL）和工具性日常生活活动（instrumental activities of daily living，IADL）。基础性日常生活活动是指维持人最基本生存、生活所必需的每日反复进行的活动，包括吃饭、穿衣、洗漱、如厕等；工具性日常生活活动是指维持人独立生活所进行的活动，包括打电话、做饭、洗衣服、服药、使用交通工具、休闲等，这些活动中通常要使用一些工具。

二、日常生活技能训练

（一）日常生活技能训练的目的

1. 日常生活活动训练是为了帮助病人尽可能维持原有的功能性独立活动水平。
2. 重新学习和掌握日常生活活动的技能。
3. 找出新的、实用的操作方法，以解决实际问题。
4. 省时、省力地进行某项功能活动。
5. 在辅助性装置和用具的帮助下，达到最大限度的独立生活。

在视障人群中，视力损害程度越大，对日常生活活动能力的影响越严重，因此视障人士需要进行日常生活技能训练，改善或恢复日常生活活动的能力，从而提高生活独立性和生活质量。

（二）低视力病人的日常生活技能训练方法

低视力病人的日常生活技能训练涵盖了很多内容，低视力医生可根据病人的视障情况、生活需求为病人提供适当的训练项目并制定详细的训练计划。日常生活技能训练最好是让病人在有居室、卫生间、厨房等家居设备的环境中进行训练。这里我们简要地介绍几种在实际工作中常涉及的日常生活技能的训练方法：

1. 物品标记 在日常生活中，识别一些小的目标和细节对于低视力病人来说存在很大困难，因此有效且恰当的标记对于低视力病人有很大帮助。常用的标记方法包括大字卡片、立体突出标记点、盲文标签等。所做的标记尽量简单明了，以免繁杂造成混淆。

（1）大字卡片：一般用于瓶装或盒装物体的外表，可在白纸上用加粗的黑色水笔手写或者打印出大号的黑色粗体字，贴在物品显著的位置，使低视力病人容易识别。这种方法简便易行，可根据实际需要制作（图4-11）。

（2）立体突出标记点：主要用于标记细小目标，以帮助低视力病人在日常生活中准确地识别细节。其中一种立体突出标记点是塑料立体凸点，可以根据需要直接贴在经

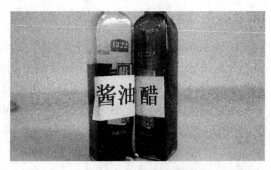

图4-11 大字卡片标记

笔记

常使用的按键开关上,低视力病人可借助塑料立体凸点来辨别所要操作的按键(彩图 4-12)。另一种是用立体颜料做的立体突出标记点,可以将立体颜料直接挤到需要做标记的开关按键表面,大约 24 小时后颜料会硬化,触摸感明显(彩图 4-13)。需要注意的是在用这两种标记方法做标记时,要根据实际背景选择对比最明显的颜色做凸点,方便低视力病人进行识别。

(3)目前还有用盲文制作的各种日常家居用品的标签,可直接贴在相应的物品上,视障人士可通过触摸标签上的盲文,准确读取并识别所需的生活用品(图 4-14)。

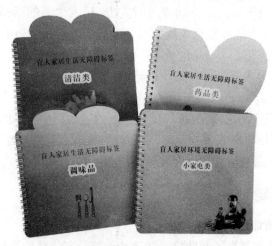

图 4-14 盲文标签

2. 安全使用煤气灶   烹饪是很多低视力病人,尤其是女性病人在日常生活中的主要需求,因此安全、顺利地完成一项简单的烹饪任务是日常生活技能训练的重要内容。对于低视力病人,能够掌握简单的烹饪技巧可以大大提升生活的独立性和便利性。

低视力病人在使用煤气灶之前,首先要判断煤气灶的使用情况(图 4-15):正对煤气灶站立,双臂向前伸直与肩同高且手掌向下,然后双手缓缓下降感受灶台的温度或触探灶台上是否有锅具摆放。

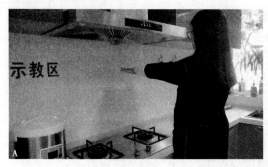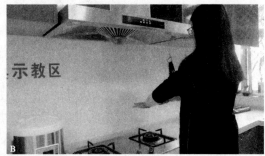

图 4-15 判断煤气灶的使用
A. 双臂向前平伸做准备   B. 双手缓缓下降,感受温度或触碰是否有锅具

在使用锅具的时候最好选择平底锅,这样放在灶台上的稳固性更好,不容易出现因倾斜导致的溢洒。需要注意的是锅把手最好朝向 9 点或 3 点钟方向上,避免在烧菜过程中不小心碰到而烫伤,同时可以使用锅铲来帮助确认锅具是否安全平稳地放在灶台上(图 4-16)。

在灶具的开关上,可以使用颜色鲜明的凸点标记,标识出开关旋钮的方向以及不同火力的相应位置,并指导低视力病人进行识记和识别以及操作训练。同样的方法也可用于抽油烟机、微波炉、电视等电器的按钮和触屏上。需要注意的是在同一电器上,要有选择性地标记出关键位置,标记不宜过多,一般超过 3 个即容易造成干扰和混淆。

笔记

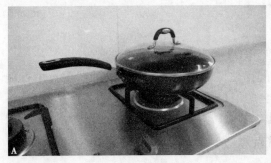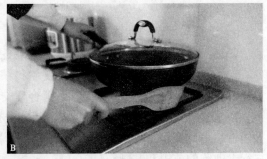

图 4-16　锅具的使用

A. 最好选择平底锅　B. 使用锅铲判断锅具的稳定性

3. 定向电源导向插座　在生活中,时常会遇到插拔电源。对于视障者而言,独立、安全、准确地使用电源是很多生活技能操作的必要环节。在电源插座面板上增加导向板(图 4-17)可以大大提升视障者使用过程中的便利性和安全性。使用者可根据插孔导向板卡槽固定路径定位电源插孔,自主进行电源插头的插拔。

4. 水溢洒保护　如何避免倒水溢洒甚至烫伤是很多低视力病人在日常生活中遭遇到的难题。如果杯子上带有水位提醒器,当水位达到警示位置时低视力病人能够及时获知,就能够很好地避免水过满出现溢洒或烫伤。

水位提醒器带有两个探针,外观小巧(图 4-18),低视力病人在倒水前可先将水位提醒器悬挂在水杯边缘,随着水位的上升,当液面达到触角高度时,提醒器即会发出响声,此时应停止倒水。

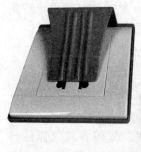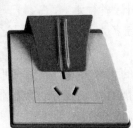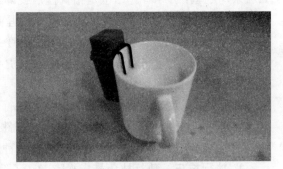

图 4-17　定向电源导向插座　　　　　图 4-18　水位提醒器的使用

三、定向及行走康复训练

定向(orientation)是指个体运用感觉信息确定自己在环境中的位置以及确认自己与其他物体之间关系、物体与物体之间关系的心理过程。行走(mobility)是个体在定向的基础上依靠下肢在环境中空间位置的变化移动,即从一个地方移动到另一个地方。定向与行走密不可分,定向是行走的前提,是行走方向性、正确性的根本保证;行走是定向的目的,使个体到达目的地,二者相辅相成。

在生活中,每一个个体都不是孤立的,而是处于一定社会生产关系下具体的人。如果一个人失去"行走"这一独立生活的最基本能力,将大大阻碍其自身与外界之间的交流与沟通。对于视障人士,独立行走可以提高个体的运动能力和身体素质,拓展个体的活动范围及认知的广度和深度,增强个体的自尊心和自信心,为个体创造更多的社会交往机会,促进并改进个体的日常生活技能,提高生活质量。因此,定向与行走康复训练也是低视力康复

笔记

中的重要内容。

（一）定向行走的训练准备

在定向和行走训练开始前，要做一些准备工作，主要包括以下4个方面。

1. 设置目标　联合肢体功能康复专科共同评估低视力病人的肢体功能状况及出行能力情况，根据低视力病人出行需求设置合理安全的出行目标及阶段目标。

2. 概念准备　定向行走涉及许多诸如身体、方位、动作、环境等方面的概念，低视力病人能否很好地理解和掌握这些基本概念，是学好定向行走的关键。因此，概念准备是定向与行走训练的前提和基础。

3. 感觉训练　感觉训练是低视力病人定向行走能力发展的客观需要，同样也是定向行走的基础。感觉训练包括听觉训练、残余视力训练、触觉训练、嗅觉训练、动觉训练5个方面。

4. 行前准备　行走准备是指对视障者进行行走前的心理、步态训练及肌力训练，以增强其行走的兴趣和自信心，矫正视障者常见的盲态和异常步态，为接受定向行走的训练打下基础。

（二）行走训练

行走训练主要包含以下3个方面的内容：

1. 随行技巧　随行技巧主要涉及视障者如何在引导者的带领下安全、顺利、自然、大方、美观地行走的技巧。

在进行视觉引导之前，视障者要学习接触、扶握、站位和随行等基本内容。接触是指引导者接触视障者的动作，在引导前通过动作使视障者及时感知到接触，明白这是有人要带领他行走。需要注意的是，引导者要掌握好动作的轻重，以免吓到视障者或者视障者不能及时明白引导者的暗示而出现误解。扶握是指视障者感知到接触的信息后及时与引导者建立联系，扶握住引导者。站位是指扶握后视障者与引导者的相对位置。视障者扶握后应立即后退半步，到引导者侧后方，且视障者扶握侧的肩要在引导者对侧肩的后面。随行是指当引导者迈脚后，视障者扶握侧手感知后跟随引导者行走。

二维码4-3
视频　视觉
引导

在掌握了上述基本要领后，可由专业的引导者为视障者提供视觉引导，帮助他们行走、穿过门或狭窄通道、上下楼梯和就座。

此外，导盲犬的使用也是实现视障者随行的重要方式。在行走时，视障者通过抓住导盲犬脖子上的U形把手获取行走信息，实现跟随行走。在导盲犬的使用训练中，同样需要专业的引导者为视障者提供视觉引导以及各种随行技巧的训练。

2. 独行技巧　独行技巧是指视障者在了解环境的基础上，在熟悉的环境中能够独立行走的方法。

视障者在室内行走时，容易被门窗、桌椅等设施和墙壁上的附设物件碰伤，因此加强自我保护是安全行走的有效措施。视障者的自我保护包括上部保护和下部保护，在独立行走过程中，视障者应根据实际情况将上下部的保护结合运用。当手或臂触及障碍物时，应立即停止行进，病人的大脑也应及时作出判断。

在独行技巧的训练中，视障者应在专业人员的指导下，学习顺墙行走、上下台阶、蹭地行走、踩边行走及踢边行走等技巧和方法。

3. 盲杖使用　使用盲杖行走是最常见的视障者的行走方式，因此视障者应该对盲杖的知识有所了解。

目前使用的盲杖主要有弯把式盲杖、直段式盲杖、折叠式盲杖、红白相间的盲杖以及带有光电装置的盲杖等。盲杖一般由腕带、手柄、杖体和杖尖四部分构成。盲杖的颜色选择都必须遵循车辆与行人的高度可见性原则。设计时要和当地的交通规则相适应，同时也要与1964年在美国通过的《国际白杖法》的规定相一致。盲杖应是白色或银白色并有红色反

笔记

光胶带包裹杖身。

盲杖的长度应以杖尖能触及行走的视障者前方一步的地面为宜,一般取视障者的胸口到地面之间的垂直距离。此外,在盲杖的选择上,还要考虑盲杖的强度、杖头的耐磨性、传导性、手柄的舒适度以及视障者本身身高、步幅等特点。

盲杖的握持方法有斜握法和直握法。斜握法是指用握手的方法握住手柄,大拇指在盲杖的内上端,示指自然贴于盲杖扁平一侧,指尖指向杖尖方向,中指、环指、小指托住杖柄的下端,虎口向前;直握法是指像抓铅笔一样抓握,拇指、示指、中指握住盲杖,使盲杖与地面保持垂直,持杖手在身体的一侧。在盲杖使用过程中,可采用斜杖而行、持杖沿边缘线行走、左右点地式行走、三点触地式行走等方法。

盲杖的使用涵盖了很多细节和技巧,视障者要达到熟练、自如、安全地使用盲杖进行定向行走,一定要接受专业的技能训练,包括利用盲杖上下楼梯、持杖进出门等方法。

定向行走与提高视障者的生存质量有着密切的关系,全社会都应给予关心。除了在公共场所设立鲜明的标示牌,在街上设立盲道外,视障者在家中经常行走的路线、居住环境装修及照明等都应为其提供定向行走的便利。

第五节 低视力康复技术新进展

随着医学技术的不断发展,人类提出了很多改善视觉的新设想和新方法,帮助视障者用不同的方式"看"世界,并努力尝试着使之变成事实,例如人工视网膜、光遗传学技术,基于感觉替代专利技术开发的用舌头重"见"世界以及利用光电子技术通过手掌躲避障碍物等。这里我们对人工视网膜与光遗传学技术进行简要介绍。

一、人工视网膜

在所有视网膜疾病中,外层视网膜变性疾病,例如视网膜色素变性、年龄相关性黄斑变性等,因其病变的不可逆转性而成为致盲的主要眼病,目前尚无有效的治愈方法。在这些疾病的病理过程中,尽管黄斑部光感受器近乎完全丧失,但黄斑部内核层和神经节细胞层的生存率仍较高,分别达到80%和30%。如果采取一定的方法,产生对光的感应和相应的电流或使神经递质释放,使内层视网膜即内核层和神经节细胞层得到激活,产生神经冲动,并传送给视皮质,就可能引起一定的视觉。这种能够激活内层视网膜的装置,称为人工视网膜(视网膜假体)。

根据植入位置的不同,人工视网膜技术可分为视网膜外植入式技术和视网膜下植入技术。视网膜外植入技术是将微电极阵列紧贴于视网膜外表面,利用从眼外传来的信号直接刺激神经节细胞产生视觉;视网膜下植入技术是将微电子芯片植入到视网膜神经感觉层和色素上皮层之间的区域,代替光感受器感受光照产生的电信号,利用视网膜自身的编码和解码机制来产生视觉。

人工视网膜应具备的基本功能主要包括3个方面:①必须能够获取图像;②图像必须能够被转换为刺激图形;③刺激图形必须可被视网膜神经元利用。

当前,人类已经对人工视网膜开展了大量的研究,并取得了很大的进展。但在推向临床应用的道路上,还有很多关键性问题亟待解决,包括材料的生物相容性和稳定性、电极的排列方式和数量、刺激电流的安全性、芯片的封装与散热等。

人工视网膜技术是一个具有全球性实用意义的研究领域,同时也是一个高度跨学科的研究领域。随着人类不断地深入探索和研究,人工视网膜技术会成为恢复病人视觉的有效手段,为更多的视盲病人带来光明。

笔记

二、光遗传学技术

光遗传学技术是一种利用光学原理与基因工程相结合以进行细胞生物学研究的新技术。光遗传学的首要步骤是根据光敏感蛋白的不同特性找到适合的光敏感蛋白,然后经过分子生物学技术整合到质粒载体上,得到相应的光遗传学工具。

视蛋白属于一类视紫红质通道蛋白,分为两种类型,Ⅰ型为一类微生物视蛋白,在原核生物、藻类和真菌中表达,主要功能是感光和作为离子通道;Ⅱ型为一类动物视蛋白,在高等真核生物中表达,主要功能是参与视觉通路、昼夜节律和色觉分辨通路。

该项技术的核心是将视蛋白膜通道蛋白用转基因学的方法,构建改造成能在生物活体组织或培养的细胞中稳定表达且不影响生物体自身正常功能的转基因蛋白,再根据改造后不同视蛋白的特点,利用不同波长的光照射受体组织,从而引起转基因视蛋白构象改变,通道打开,产生相应膜内外离子差,造成膜电位改变,从而激活或抑制特定神经细胞活性。

目前,光遗传技术在生物学很多领域尤其是神经科学领域中取得了很大的进展。在盲斑马鱼中的研究中发现体外培养的视网膜色素上皮细胞在光遗传学技术的作用下具有了方向敏感性和光引导行为。由此可见,光遗传学在研究视觉通路及恢复视觉领域将有广阔的应用前景,在未来可能成为低视力康复的新技术。

随着科学技术日新月异的发展,还会有更多的高科技和新技术应用于防盲和视觉康复领域,为视障者带来福音。

第六节　低视力康复水平的评估

低视力康复水平的评估是评价低视力康复效果的重要方法,低视力医生应该对每一位接受低视力康复服务的病人进行康复水平的评估,了解病人在实际生活中的生活能力和工作能力是否切实得到了提高。在临床工作中,低视力康复水平的评估涉及很多内容,主要包括助视器效果评估和生存质量评估。

一、助视器效果评估

助视器效果评估主要是指低视力病人在接受低视力康复服务以及助视器验配后的视觉水平评估。在低视力门诊的诊疗过程中,眼科医生可以了解到病人的裸眼视力和试用不同助视器所获得的助视器视力。但这仅仅是助视器效果评估的一部分,更重要的是病人在实际生活或工作环境中是否能够在助视器的辅助下满足其视觉需求,完成相应的任务。

大部分低视力病人在接受低视力康复之后很少会主动复诊,因而低视力康复的效果以及助视器的使用情况是需要眼科医生和视光师通过随访来了解的。随访的方式可以入户也可以电话随访。一般情况下,随访的内容可以包括助视器使用目的、每日使用时长、使用效果、存在的问题;若出现弃用,要了解弃用的原因,常见的原因有视力下降导致助视器不合适、使用不方便、不会使用等。

二、生存质量评估

生存质量评估是综合评价低视力病人康复效果的重要方法和手段,在康复前和康复后均要进行。目前有多种生存质量评估量表,涉及工作和生活中的各个方面和细节。对于一些需求明确且接受过具体技能培训的低视力病人,要评估培训前后的相应技能水平以及其在现实生活环境中的具体实施情况,其实这些也是可以通过生存质量量表来进行评估。需

笔记

二维码4-4
扫一扫,测一测

要注意的是,目前生存质量量表有多种设计,在使用的时候应该筛选契合我们考量目标、符合中国人特点的生存质量量表。

（于旭东 杜 蓓）

参 考 文 献

1. 孙葆忱,胡爱莲. 临床低视力学. 北京:人民卫生出版社,2013

2. 李筱荣,吴淑英. 实用低视力学. 天津:天津科技翻译出版有限公司,2016

3. 孙葆忱. 低视力患者生存质量与康复. 北京:人民卫生出版社,2009

4. 吴淑英,李筱荣. 儿童低视力保健学. 天津:天津科技翻译出版公司,2007

5. 赵家良. 关注低视力的预防和康复是社会进步的表现. 中华眼视光与视觉科学杂志,2010,12(3):161-163

6. Barbara Brown. The Low Vision Handbook for Eyecare Professionals.2nd ed.New Jersey:Slade Inc,2007

7. Colenbrander A,Goodwin L,Fletcher DC. Vision rehabilitation and AMD. Int Ophthalmol Clin,2007,47(1):139-148

8. Margalit E,Maia M,Weiland JD,et al. Retinal prosthesis for the blind. Survey of Ophthalmology,2002,47(4):335-356

9. 惠延年,王静波,王琳. 人工视网膜的研究进展. 眼科新进展,2003,23(2):73-75

10. 邝杰. 光遗传学技术在神经生物学领域的发展及应用. 生物学通报,2014,49(11):5-7

11. 南迪,许迎科. 光遗传学技术用于调控细胞信号通路的研究. 中国细胞生物学学报,2015,37(11):1560-1565

笔记

第 五 章

儿童低视力

本章学习要点

● 掌握：儿童低视力的主要病因；儿童低视力的特点及相关检查和功能性视力评估；儿童低视力康复的特点。

● 熟悉：儿童低视力常见几种眼病的屈光矫正及助视器的选配；儿童视功能发育特征。

● 了解：国际上及我国儿童低视力的流行病学特点。

关键词 儿童低视力　康复　教育

第一节　概　　述

低视力儿童眼病病因与低视力成人病因不同，由于儿童特别是婴幼儿的身体包括眼睛等各个器官及系统均处于生长发育阶段，人格、个性及心理思维品质也尚未成熟。眼睛是获得信息、处理信息最敏感的器官，任何眼病或其他大脑损伤引起的儿童视力障碍都会导致儿童的生长发育和心理认知发展障碍，不仅导致个人生存质量下降，而且给家庭和社会带来沉重的经济负担。父母及其家庭成员，还有儿科医生、眼科医生、视光师、幼儿园及学校的老师都应该认识到对于低视力儿童早期发现、早期诊断、早期视觉康复和维持视功能的重要性；同时也应该了解低视力儿童在视觉发育的各个阶段视觉康复的必要性。

全社会都应该来关心低视力儿童的成长，制订切实可行医疗教育相结合的康复计划，完善相关康复机构及特殊教育学校，使更多的低视力儿童通过康复训练手段更好地、充分地、合理地、最大限度地在助视器的帮助下，尽可能使用仅有的残余视力及视觉技巧，提高功能性视力，获取学习和生活信息，从而更好地提高生存质量、融入社会生活。因此，低视力康复对于低视力儿童今后能够正常工作学习，平等地参与社会活动都有其深远的意义。低视力儿童的视觉康复作为眼科诊治中一个基本服务内容，包括眼科医师、小儿眼科医师、视光师、职业治疗师、定向和运动老师及特殊教育教师甚至包括了儿童及其家庭工作的人员在内的多学科团队的共同努力。由于低视力儿童常常患有多重功能障碍，并有可能在障碍中度过一生，因而有必要为他们提供最好的康复，包括尽早地进行干预，确保他们有一个健康的儿童期，并在将来成为一个能充分融入社会的青年人。

一、全球及我国低视力儿童现状

据 WHO 统计资料显示，2012 年全世界估计有 2 亿 8500 万盲和低视力的视障人士，其中 80% 的视力障碍可以预防或治愈。15 岁以下的儿童中估计有 1900 万人患有视力障碍。

笔记

其中，1200 万名儿童由于未矫正的屈光不正而被认定为视力障碍，但这很容易诊治和矫正；140 万是不可逆盲，低视力儿童有 560 万。关于视障儿童在全球的分布，80% 主要集中在不发达国家或发展中国家，更为严重的是在部分不发达国家 50% 的视障儿童在 1～2 年间夭折。事实证明，视觉器官的早期损害，对儿童的生长、发育影响相当严重。在严重视力障碍的儿童中有 30%～70% 合并其他身体功能障碍，最常见的如听力障碍、智力及肢体功能障碍等。这对儿童学习及生活造成了严重后果，也给家庭、社会带来了巨大负担。

中国是最大的发展中国家，据推算我国目前有 8320 多万残疾人，约占人口总数的 6.4%，其中仅低视力病人就有 1233 万。我国 6～14 岁学龄视障儿童约为 13 万，其中的 79.09% 已在普通学校或特殊教育学校（盲校）接受义务教育。随着社会经济发展和科学技术的提升，我国非常重视视障儿童康复与教育，在 2016 年公布第一个《盲校义务教育课程标准》，对低视力学生进行包括综合康复、定向行走及生活技能等进行课程教育康复，提升低视力学生的学习、生活自理能力，促进他们融入社会，推动了我国低视力儿童教育康复事业的发展。

由 WHO 主导，包括国际防盲协会（IAPB）在内的从事防盲工作的非政府组织推动下，于 1999 年共同发起了"视觉 2020——享有看见权利"（Vision 2020, the right to sight）这一全球性行动。目标是 2020 年在全世界根除 5 种可避免盲，即白内障、河盲、沙眼、儿童盲、屈光不正或低视力。我国政府在"视觉 2020"宣言上签字，并作出了庄严承诺。沙眼曾是我国首位致盲性眼病，经过持续干预和监测评估，目前我国已经达到 WHO 的标准，2014 年实现在中国消灭致盲性沙眼的目标，消除儿童盲的工作也正在持续开展。

二、低视力对儿童认知的影响

人的视觉认知过程是眼感受器官对外界事物在大脑进行信息加工的过程。它包括感觉、知觉、记忆、思维、想象、言语，是指人们认识活动的过程，即个体对视觉信号接收、检测、转换、简约、合成、编码、储存、提取、重建、概念形成、判断和问题解决的信息加工处理过程。在生长发育期，低视力儿童的视觉认知能力是否得到充分发展，将影响着他们日后潜能的开发。

0～6 岁是儿童生理、认知、情感潜能发展的关键期。在丰富的环境刺激中，人的视觉、听觉、触觉、味觉、嗅觉和定向能力得到反复的锻炼，脑神经细胞会建立起联系通路，神经反射得以建立和巩固，这种联系将永久存在。反之早期经验化的暂时联系则会很快消失。视力障碍儿童由于视觉的减弱或丧失，其活动的范围及种类受到很大的局限，感觉及运动功能得不到有效锻炼，影响儿童其他方面能力的发育，甚至造成智力低下。研究表明低视力儿童由于先天性的视力障碍，几乎错过了感知觉发展的关键期，其感觉、知觉、记忆、思维、想象等认知水平的发展受到严重的限制。

第二节 儿童低视力的流行病学

近年来许多国家进行了以人群为基础的眼病流行病学调研，报道了视力障碍在儿童中的患病率、危险因素及主要病因。我国在 20 世纪中末期及 21 世纪初期，对全国残疾人进行了两次抽样调查，单纯的低视力患病率为 0.94%，其中视力障碍儿童患病率为 0.023%。本节将国内外儿童低视力的主要病因做一论述。

一、我国儿童低视力的流行病学特点

20 世纪 60 年代，中国儿童致盲主要是由维生素 A 缺乏引起的角膜炎、麻疹、先天性白

笔记

内障、早产儿视网膜病变导致。2001 年在对我国 0～6 岁儿童进行六个省市随机抽样调查中，发现每千人中视力障碍儿童有 1.1 人，其中低视力者有 0.74 人，低视力的主要原因是弱视（32.8%）、视网膜和视神经疾病（15.6%）、先天性白内障（14.1%）和先天性青光眼（占6.3%）。第 2 次全国残疾人抽样调查（2006 年）结果显示，视力障碍儿童的患病率为 0.11%，占低视力总人数 1.56%。儿童低视力主要病因为遗传、先天异常或发育障碍（48.83%）、弱视（24.90%）、屈光不正（12.35%）、白内障（7.65%）、视神经病变（5.10%）、视网膜及色素膜病变（4.71%）、青光眼（1.57%）及其他眼病。到目前为止，包括先天性白内障在内的先天性、遗传性眼病仍是我国儿童盲和低视力的主要病因。

目前已发现遗传性眼病 200 多种，其他系统遗传病或染色体病合并眼部病变的也近400 种，很多遗传性眼病在婴儿出生后或儿童期间就可造成视力严重损害，从而严重影响儿童的身心发育。常见的如先天性小眼球小角膜、先天性青光眼、先天性眼球震颤、先天性白内障、术后无晶状体眼，或伴有其他眼部异常等。因此，先天性白内障、青光眼等先天性或遗传性眼病的早期诊断和治疗，提高手术成功率及屈光不正儿童的早期验光配镜对于防治儿童盲及低视力是十分重要的。

需注意的是早产儿视网膜病变是致盲性眼病，早期发现、及时治疗才能挽救其视功能，建立早产儿视网膜病变筛查网络和开展综合防治极其重要。另外，我国新生儿缺血缺氧脑病及其他脑皮质损伤引起的视力障碍也越来越引起重视。

二、国外儿童低视力的流行病学特点

儿童低视力领域的专家认为单从数字上看儿童低视力病人只占整个低视力人口中的一小部分，在发达国家的一些登记数字中显示，婴儿和学龄低视力儿童的比例在所有低视力病人中不到 5%。若按"患病年数"进行统计，一个小儿 5 岁时患病可预期活到 80 岁，即有75 年为低视力（即"患病年数"和"低视力年数"为 75 年）。从这一角度来看，以"低视力年数"来计算得出低视力儿童占全国所有低视力病人的 20%，而不是 5%。因此，专家们也一致认为儿童低视力应该比老年低视力受到更多的关注。

全世界低视力儿童众多，在发达国家导致儿童低视力的病因主要是遗传、先天或围生期疾病。目前，儿童视力障碍的病因已经明确包括先天性结构异常，还有其他系统的疾病、遗传性疾病以及获得性异常。其他系统的疾病如视神经发育不良、累及黄斑部的脉络膜视网膜缺损；遗传性疾病如 Leber 先天性黑矇、全色盲、视锥细胞或视杆细胞营养不良、先天性静止性夜盲、白化病、无虹膜；获得性异常如未控制的青光眼、早产儿视网膜病变、眼和（或）脑外伤以及葡萄膜炎。

澳大利亚调查显示，占第 1 位的病因是先天性遗传性眼病（70%），其中主要是先天性白内障，其次为先天性眼球震颤、白化病、视网膜色素变性及晶状体后纤维增生症等。有研究表明西欧 2 亿 5 千万的人口中约有 20 万低视力儿童，其中先天性白内障占第 1 位（33.2%），其次为眼球组织缺损及眼球震颤（19.8%）。在美国 93 600 名盲或低视力学龄儿童调查中，首位病因是晶状体后纤维增生症，其次是眼球组织缺损、眼球震颤及先天性白内障等。

而在有些发展中国家儿童低视力的主要病因调查中发现除先天性白内障和先天性青光眼外，还有感染和营养因素，如麻疹、干眼症等。在近亲通婚比较常见的地方，遗传性眼病仍是儿童低视力的主要病因。另外，也有报道部分地方儿童低视力的主要病因为先天性双眼弓形虫性黄斑病变、视神经萎缩及先天性白内障。

早产是儿童发生严重视力障碍的主要危险因素。早产儿视网膜病变的发生频率和严重性与孕育年龄、出生时体重呈相关。早产儿视力障碍常常伴有脑瘫、癫痫和其他肢体及智力障碍。早产儿发生弱视、斜视、屈光不正、视神经萎缩和皮质性视力障碍的几率也较高。

笔记

皮质损伤被认为是儿童视觉丧失的一个重要的因素,研究表明至少25%视障儿童伴有脑皮质损伤。因此,重视早产及大脑皮质损伤对儿童视力障碍的影响是极其必要的。

在盲和低视力儿童的病因统计中,葡萄膜炎不太常见,但它是一个重要而又可以治疗的儿童眼病。葡萄膜炎可由感染性或炎症性原因而引起,最常见的葡萄膜炎类型是青年性特发性关节炎和弓形虫视网膜脉络膜炎。早期及时地诊断和治疗葡萄膜炎对于保护儿童视功能非常重要;同时明确是否存在与葡萄膜炎相关的全身感染或炎症性疾病也是非常必要的。

目前随着遗传学科的发展及白内障手术技术的提高,先天性白内障的控制工作已取得了长足的进步,大大减少了因先天性白内障导致的盲及低视力。同时,大脑皮质损伤早产儿及视神经萎缩等引起的视力障碍和脑膜炎等其他疾病继发视力障碍也应引起注意,通过有效地控制这些原发病将减少由此所致的低视力的发病率和严重程度。

第三节 儿童视功能发育特征及低视力的特点

一、儿童视功能发育特征

(一)正常视功能发育特点

婴儿出生后两眼球从解剖结构上已接近完成,已是个发育完整的器官,只是未成熟,因此其生长发育必须继续进行,从而达到成人的状态。

据国内专家学者们观察后认为视力发育情况大致如下:

1个月内的新生儿:除自安静眼位转回注视眼位以外,很少出现集合,也无调节功能,能做双眼追随一个光源的同向运动,但持续时间短(数秒),此时的视力也很微弱,仅有手动的视力。

2~3个月:此时开始出现注视,双眼能追随人的活动。其实这种追随运动属于反射运动。例如对缓慢的环圈能不稳定地追随大约180°范围,头也随之转动,视力相当于0.01~0.02。3个月以后才出现防御反应。

4~5个月:头可抬起,能看自己的手,有时试图用手接触物体,开始出现粗略的调节。这个时期视力能达到0.02~0.05。

6~8个月:可以追随移动的注视点,能看到眼前8mm直径白色圆盘,随坐起的程度,身体可随头及眼转动,视力达到0.06~0.1。

10个月~1岁左右:身体逐渐立起,能指鼻、眼或头发,可以行使不完全的集合,持续时间也随之延长,视力可到0.15~0.25。

2岁:有较完全的集合运动,能有意识地观看身边的景物,特别喜爱看颜色鲜艳(特别是红色)的物体,视力约有0.5。

3岁:初步建立双眼视觉,但时而呈单眼视状态,反射反应较稳定,但也容易丧失。3岁时的眼球前后径已达23mm,以后一直到14岁平均以每年0.1mm的速度增长。3岁时的总屈光度、角膜弯曲半径、前房深度、晶状体厚度及弯曲半径等相互关系及特定值已比较集中于视轴中心,即眼球屈光单元的光学组合向正常发育进行。这个时期的视力可达到0.6~0.8。

4~5岁:能双眼视,反射已较稳定,虽还易引起紊乱但不至于丧失,训练后又可建立,但失用时仍能导致暂时紊乱。视力可达到0.8~1.0。

6岁:能识别6种以上的基本颜色,眼的反射已与非条件反射相似。

8岁:各种反射得到巩固(如非条件反射),波动期基本结束。

笔记

Smith 也观察了 1～5 岁小儿的视力情况，大致是：1 岁，20/200（0.1）；2 岁，20/40（0.5）；3 岁，20/30（0.6）；4 岁，20/25（0.8）；5 岁，20/20（1.0）。总之，新生婴儿眼球小、眼轴短（约 18.5mm），处在生理性远视（+4.00D）。随着身体的发育，眼轴逐渐延长，到 10 岁左右眼轴接近成人，所以远视是人眼发育的必经阶段（表 5-1）。

表 5-1 不同年龄儿童的眼轴长度和屈光力

	新生儿	3～4 岁	6～8 岁	9～12 岁
总屈光力（D）	+8.00	+6.00	+6.00	+6.00
屈光度（D）	+4.00	+2.00	+1.00	0
眼轴长（mm）	18.5	23.5	23.7	24.0

（二）视功能发育异常的特点

眼睛的发育及其分化过程与身体其他器官一样，在正常情况下是极为恒定的。如果受到了内在及外在环境中多种有害因素的影响，使其走向歧途，从而导致畸形或先天异常的出现，造成难以矫治的视功能障碍。试举例说明如下：

1. 无眼球（anophthalmia） 一种是指先天性眼球的不存在，也就是说视盘要素没在解剖学的基础上表现出来。另一种是由于眼泡出现后停止发育的缘故。

2. 独眼（cyclopia） 是指只有一只眼睛，或者两眼在某种程度上的合并情况。独眼常伴有大部分脑的缺损，这与生命的维持是相适应的，常引起重症脑及全身异常。

3. 小眼球（microphthalmia） 一般认为是由原始视泡发生后受到障碍而引起眼球发育停滞所致。多并发角膜混浊、白内障、小晶状体、球状晶状体、远视等异常。常作为母亲风疹、弓形虫病等全身异常的并发症。

4. 眼组织缺损（coloboma） 由于胚裂闭合不全所引起的虹膜、睫状体、脉络膜、视网膜、视神经等部分组织缺损。多有严重的视力障碍、斜视、眼球震颤等并发症。

5. 眼白化症（albinism） 为先天性遗传性色素缺乏所致，可表现为葡萄膜缺损、眼球震颤，同时伴有近视性散光及黄斑发育不全、视力显著减退。

6. 无虹膜（aniridia） 完全无虹膜者是极少见的，为胎生血管的存留过久和胚裂闭合不正常所致。一般用肉眼看不到虹膜组织，只有用房角镜检查才能发现虹膜残端。无虹膜常为双眼，又往往并发白内障、黄斑发育不全、眼球震颤、斜视、晶状体脱位等，视力明显减退。

7. 全色盲（achromatopsia） 色觉是眼在明亮处视网膜视锥细胞活动时产生的一种感觉，是人眼的重要视觉功能。根据色觉三原色原理，在视网膜视锥细胞内存有红、绿、蓝 3 种感色物质，当此等物质部分或全部缺如时，可引起先天性色盲。其中，红、绿色盲者多见，蓝色盲比较少见，全色盲则更罕见。先天性色盲是一种由 X 染色体遗传的色觉障碍，男性发生率 5%，女性不足 1%，发病者对颜色不能识别。

8. 先天性青光眼（congenital glaucoma） 是由角巩膜连接处有分化上的缺隔所致的最常见的畸形。它是由于引流机制不存在或这种机制异常，或由于前房角有永存的胎生中胚层，或者两种因素同时存在，导致正常的房水向外引流受阻，从而使眼内压升高与眼球扩大，最终使视神经乳头产生明显的病理性凹陷。

9. 白瞳症（leukocoria） 主要是由晶状体后膜状物形成的病理情况所致，如晶状体后纤维增生、视网膜结构不良、永存原始玻璃体增生症等。多在出生时已存在，或在出生后不久就出现，表现为瞳孔区产生一种特殊的白光，在视网膜母细胞瘤患儿中常见，多见于早产儿。

10. 视网膜色素变性（retinitis pigmentosa） 本病是一类视力进行性损害的严重的遗传

笔记

性病。一般认为是视网膜色素上皮病变,于幼年发病,有夜盲,病变进行缓慢,其后期出现管状视野及视神经萎缩,致盲。

11. 先天性白内障(congenital cataract)　是出生时即已发生的最常见的、最普通的一种先天性的眼部畸形。主要是由于胚胎或胎儿在子宫内受损伤后发生的晶状体不透明。在我国这是儿童致盲病因的首位。

12. 先天性黄斑缺损(congenital macular coloboma)　是黄斑的先天性发育缺陷,一般认为是在胚胎期受到某些病原菌或细菌感染所致,常伴有眼球震颤,多有中心视力严重障碍。

13. 先天性眼球震颤(congenital nystagmus)　常见于视力障碍性眼球震颤(sensory defect nystagmus),多见于2岁之前中心视力丧失者。其主要原因是儿童出生后黄斑功能尚未充分发育,以致其固视反应未能建立,因而发生眼球震颤。这种由于中心视力障碍而引起的眼球震颤,多发生于先天性白内障,进而影响到黄斑的先天性或后天性视网膜脉络膜病变、先天性视神经发育障碍或视神经萎缩等。

二、儿童低视力的特点

低视力儿童既不同于盲童,也不同于视力正常的儿童。而且与低视力成人也有差异。现就儿童低视力的特点叙述如下。

(一)儿童低视力与成人低视力的不同点

1. 低视力儿童所患眼病可能与成人低视力病人相同,但相同的疾病对儿童的影响可能与对成人的影响完全不同。一般认为1岁以内或3岁前,是视觉发育最敏感的时期,在此之前婴幼儿的视觉发育尚未成熟。这个时期也是先天性或后天性视觉剥夺导致视力障碍最敏感的时期,此时视觉剥夺导致的视力障碍可能导致低视力儿童仅有短暂视觉经验,甚至是视觉经验的缺失,导致他们缺乏进一步建立视觉记忆的基础。因此,儿童低视力与成人的后天低视力病人存在根本性的差异。视觉功能包括视力、色觉、双眼视功能、立体视觉等,新生儿的视觉功能发育极不成熟,到6岁时才逐渐发育完全。妊娠期或出生后的任何发育环节异常,都有可能导致终生低视力甚至是盲。

2. 小儿的调节力强,低视力儿童也是如此,一般可以保持8~10D甚至14D的调节力。因而常常看到他们进行书写时,眼睛与纸的距离相当近,有时嘴角与笔尖相贴(图5-1),这是成人所做不到的。调节幅度与距离及年龄关系密切(表5-2,表5-3)。

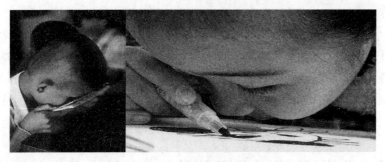

图5-1　低视力儿童近距离阅读、书写

表5-2　调节与距离的关系

距离(m)	5	4	3	2.5	2	1.5	1	0.5	0.25	0.12	0.06
调节(D)	+0.20	+0.25	+0.33	+0.44	+0.50	+0.87	+1.00	+2.00	+4.00	+8.00	+14.00

笔记

表5-3　调节与近点距离和年龄的关系

年龄（岁）	10	15	20	25	30	35	40	45	50	55	60	65	70	75
调节（D）	+14.00	+12.00	+10.00	+8.50	+7.00	+5.50	+4.50	+3.50	+2.50	+1.50	+1.00	+0.75	+0.25	0
近点（cm）	7.1	8.3	10	11.8	14	18.2	28.5	32.2	40	66.7	100	133	400	∞

3．身心发育尚不成熟。婴幼儿期除视觉发育不成熟外，其他方面的发育以及心理的发育也不成熟。家长及抚养者不能及时发现婴幼儿的视力障碍，以及婴幼儿对各种检查、治疗手段的不配合，给婴幼儿的低视力康复带来困难。同时，低视力严重影响其对客观外界事物的认知，反过来又进一步影响儿童身心正常发育。

4．低视力的幼儿由于受到语言表达能力的限制，是意识不到自己有视觉缺陷的，但是他们往往能自然地利用其残余视力，这也区别于成人低视力病人。

5．有些视力障碍儿童出生即为盲或低视力，经过手术治疗以后（如先天性白内障合并其他先天性异常）也常常不像预期的那样即刻就有视力恢复，大部分是低视力儿童，这样儿童的康复训练比成人低视力病人所花费的时间要长。

6．儿童低视力的"患病年数"或"低视力年数"比成人长，甚至是终生。

7．低视力儿童记忆的形成主要是通过听觉和触觉获得的信息建立的，但识记方法与成人（低视力成人）相比，其机械记忆能力较强。

（二）低视力儿童与盲童及正常视力的儿童在视力特点上的差异

1．对于低视力儿童、盲童以及正常视力的儿童同样都经历了视觉发育的各个阶段，但对具有残余视力的儿童来说必须提供特殊的康复训练使其获得使用残余视力的技巧，即提高功能性视力。

2．在正常视力儿童家里不存在的问题而在低视力儿童的家里会出现：视障儿童与其家庭成员之间的关系上在任何时候都是一个问题。可能会因为家长在低视力儿童身上倾注了更多的时间、金钱和心血，相应而言给予其他兄弟姐妹的关注较少而影响了家庭和睦，但多数家庭会因有低视力儿童而使家庭更加团结。

3．对低视力儿童早期干预的关键问题之一，是维持最大化及利用功能性视力（functional vision），以消除儿童因视力丧失造成严重的功能及心理方面的影响。

4．在照明问题上，低视力儿童与正常视力儿童也不一样。如我国阅读照明标准为200～500lx，这一般适合于正常视力的儿童。但对于低视力儿童，有的喜欢暗光，即低度照明，如白化病、先天无虹膜等，一般照度为50lx；而对高度近视，视神经萎缩者需加强照明，要求照明度在500lx以上。不同眼病要求的照明度也不同。

5．低视力儿童主要强调视觉康复（visual rehabilitation），即尽最大可能去利用他们的残余视力，借助于各种助视器来获得康复或助视器视力，力求将视力障碍的影响降到最低程度。而盲童强调基本康复（basic rehabilitation），即定向行走（orientation and mobility，O&M）技术及日常生活的技巧（daily living skills，DLS），这是低视力儿童与盲童在康复训练上的不同点。

第四节　儿童低视力病人的相关视功能检查及生存质量评估

一、儿童低视力的相关检查方法

对于儿童低视力的检查由于受到儿童的不合作和语言交流的限制，所以检查的范围受到限制，因而对视功能的判断多属于间接性的，尤其是婴儿。因而需要医务工作者专心细

笔记

致地搜集、发现和捕捉每一点滴的信息,从中得到有诊断价值的依据。眼科医师也应该详细地检查低视力儿童是否合并其他全身疾病,比如对于诊断有视神经发育不良的儿童同时进行垂体的脑部核磁共振或 CT 成像检查,对于诊断有遗传性疾病的儿童应当进行遗传学检查,而对于一些伴有全身其他器官损害的眼病则应该进行相应器官的全身检查,如无虹膜儿童应做肾超声扫描检查。

(一)病史

对于婴幼儿来说,病史的来源主要通过询问婴幼儿的双亲及特别了解婴幼儿的、与其生活在一起的家庭中的其他成员。稍大点的幼儿可以向幼儿园和学校的老师进行了解,这样能初步推断出其视功能的优劣。学龄前儿童和青少年能很好地与检查者合作,往往无需他人提供病史。

在询问病史时,除应按眼科常规进行询问外,应特别重视先天性及遗传性眼病史、家族史。此外,低视力儿童有时也常合并其他神经系统的、听力、智力等方面的异常。所以说在了解其病史时还要注意儿童的生长发育史和药物史(医疗史)。

1. 望诊　通过全面细致的望诊,从儿童的体态和习惯来了解其视功能状态。如当幼儿走进房间时就可以观察其走路的步态、姿势、头部的位置、视物的好奇心等。也可以令其观察周围的环境,原地站立和围绕一个目标跑步,看其是否会提出问题。同时也要注意到陪伴幼儿的家长对幼儿活动所持的态度。

2. 家族史　家族史要详细记录视力差的和伴有相同病史的成员。特别是先天性遗传性眼病要画家系图,必要时带儿童到遗传门诊进行咨询,并携带家族史的资料,借以进一步了解视力障碍的开始时间及其程度。

3. 发育史　如能在出生不久就发现其视力障碍,早期对其进行教育与训练,将会获得较好的治疗与训练效果。所以全面了解儿童的生长发育史尤其重要。这项工作需要家长与医生(包括眼科、儿科、产科及神经科医生)的充分合作。对于眼部有严重的先天性异常者往往出生时就能作出正确诊断。但这并不是件简单的事,因为出生时父母及医生往往不太注意新生儿的眼球。还有一些眼后部疾患,如先天性视神经萎缩等更难于早期发现,直到他们生活活动范围受到明显的限制才觉察到其视觉异常。

在正常双眼视功能的发育过程中,有一定的基本阶段性。如一个生后 6 周的正常婴儿,他们的集合功能要在数月之后才能发育完善,但他们却能在一个较宽的范围内进行双眼同时运动,并且平稳进行固视及跟随运动,否则均属于视觉有异常。特别是双眼无目的地运动和规律性摆动则十分强烈地意味着双眼视觉存在严重障碍。婴儿明显斜视也属于异常,某些病例可因为明显的斜视而致视力低下。

此外,低视力儿童的坐、立或走的姿势与正常儿童比较有明显差异,意味着运动神经发育不良或有严重的损害。如果低视力儿童表现出运动不协调,也不能参加体育活动,再加上语言表达能力差,在社会上的某些行为无目的性,纪律松散或有破坏性活动等都表明大脑有损害。

4. 药物史　出生前(胎儿期)发育史、出生史、出生不满 1 个月的婴儿早期发育史以及与基础药物史有关的都应逐一加以探讨。特别还要询问母亲在孕产期有无服用各种对胎儿有影响的药物及烟酒等不良嗜好。同时还应了解到幼儿有无药物过敏及预防接种的并发症等。

在叙述病史时,家长常会说发现自己的孩子在室内很难辨认父母,特别是在有很多成人在一起的时候,或者发现他们在噪杂拥挤的环境下,如在大商场时视功能下降明显,辨别人物出现困难。这些儿童早期还可能表现出畏光,或在光线下降的陌生环境中视物更加困难。一些儿童会出现对比敏感度下降,上下台阶摔倒或人行道上被地板上的物体绊倒。有些低视力儿童甚至会用拇指或手指挤压他们的眼球,眼科医师应该认识到这是严重视觉丧失者的指眼体征。

（二）视力检查

许多低视力儿童常合并有眼球震颤，常以代偿性头位来减轻眼球震颤，提高视力。因为单眼遮盖后能够增加眼球震颤的幅度，视力进一步降低，所以当检查视力时，不仅评估双眼的视力，而且也要测量单眼视力。所有儿童都需要将睫状肌麻痹下视网膜检影作为综合眼部检查的一部分，这是因为矫正明显的屈光不正可以提高视力，即使在低视力儿童中也是如此。对于所有儿童，检查视力最好的方法是应用线状排列或拥挤的视标，而对于低视力儿童来说测试的距离可能需要减少。婴幼儿视力检查可以应用图形视力卡的方法来估计视力。

一般 3 岁的儿童就能够进行主观视力的检查。视力检查已成为 3 岁以上儿童视觉筛查的重点，已有 Lea 图形视力表等几种适合检查幼儿视力的视力表可供选择。不能够完成主观视力评估的儿童应当考虑为不能检查者，与可以进行检查的儿童相比，往往可能有视力障碍。对于首次检查时不能检查者应当在 6 个月内再次检查，或者转诊去做综合眼科检查。由于在儿童发育后期可能出现视力障碍，因此应当在整个儿童及青少年期定期地进行视觉筛查。

1. 估计法 在许多情况下由于幼儿年龄较小或智力方面等因素，图形视力表有时亦不能在某些幼儿中得出检查结果，在这种情况下常用估计的方法。

（1）追随目标：对于两个月以内的婴儿利用追随目标进行粗略的估计。所谓"看"（seeing）是一个生理过程，取决于视觉结构是否完善。而"注视"是一种心理过程，是一种对视觉现象的解释及专注能力。"看到"在出生时已存在，而"注视"是在出生后逐渐发育形成的。1 个月以内的新生儿若视功能正常的话，就能随着手电筒的光而转动其头部和眼，当手电筒的光直接照射在婴儿的瞳孔时，瞳孔会立即缩小，移开手电光时，瞳孔便开大，这就提示了正常的神经传导。此时眼可固定并追随直径大小为 4cm 悬挂着的做水平运动的小球，此小球距离眼应为 20～30cm，即在婴儿的焦距附近。

如果婴幼儿的瞳孔对光反应缺乏或不规则，通常说明有严重的视力障碍，特别是眼后部的疾患，如先天性视神经萎缩等。这种婴幼儿眼球常常呈凝视状态，不能追随目标，如光亮、人手、玩具等，这表明视力严重损害，可能为盲。

（2）视觉刺激物与遮挡法：视觉刺激物是指五颜六色的彩球和形态各异的漂亮的小玩具，主要测定是否有眼球震颤（或称无规律无目的的眼球运动）和有无斜视存在，如果婴幼儿的注意力被这些目标所吸引，那么即可通过依次遮挡单眼的遮盖试验测定每只眼的固视稳定性。此外，遮挡法试验还能暴露处于第一眼位的明显斜视和潜伏性眼球震颤。一般有明显的眼球震颤者，估计其视力在 0.2 或以下，年龄稍大的儿童，由于眼球震颤和视野的改变会出现代偿头位。但是出生时视觉功能正常的话，即便到 5、6 岁时出现了视力障碍，也绝不会发生眼球震颤。

（3）视动滚筒测试法：此法用于智力低下及语言障碍的低视力儿童。在这种情况下，用视 - 运动圆筒（optokinetic drum）和视 - 运动带（optokinetic band），对各种年龄的低视力儿童均可观察其大体视觉反应。测试中可将"筒"和"带"放在被测的儿童眼前，视 - 运动筒可转动，视 - 运动带可水平运动，检查者要仔细观察幼儿的眼睛，如幼儿出现眼球震颤，则表示其有一定的视力（利用黑白相间的领带作垂直运动即上、下运动，同视 - 运动带道理一样），这种测试方法较粗糙，不能定量测出视力。

不过近年来，人们对用视动滚筒所产生的视动震颤现象来客观地估量婴幼儿的中心视力（包括正常视力的婴幼儿）很感兴趣。其实动力性震颤是通过视觉刺激视标在被检查者视野内重复交叉运动所产生的。从理论上讲，能够以此种方式引起跟随运动反应的最小视

笔记

标的大小就是被检查者的双眼中心视力。也可以用一透明的塑料篷罩，整个扣在婴儿的摇床上，篷罩上装一转动的滚筒，滚筒上粘着纸条，纸条随着转筒的转动而转动。还有另一种Barrany动体注视鼓，鼓上条纹由套筒机械装置控制它的宽窄变化，条纹的洞窗呈螺旋形围绕转筒，并有大小不同的刺激点以若干形式摆动着，来观察婴幼儿的眼球运动情况并进行记录。但也可用眼震描记法，即利用眼动图现象来记录眼球运动的方法，为检查生后几周和数月的正常婴儿的中心视力提供较为精确的信息。

（4）滚球试验法（亦称"Stycar"试验）：Sheridan通过不断试验发现，2岁以下的婴幼儿很容易被一个运动（不是静止）的小球所吸引，白色小球在黑色背景下比黑色小球在白色背景下更易辨认。即用大小不同的塑料白色小球来代替视力表做视力检查。Sheridan最初用6个白色小球做试验，最后用大小不同的10个白色小球进行视力检查，小球直径分别为6.3cm、5.1cm、3.8cm、3.5cm、1.9cm、1.3cm、0.95cm、0.62cm、0.47cm及0.32cm等。首先测试双眼，如发现有斜视或怀疑一只眼视力异常时，再作单眼测试。测试时让其母坐着抱着幼儿，将白色小球放在黑色背景的地面上滚动过去，滚动的方向与小儿平行，且保持小球到幼儿距离总是3m左右。观察幼儿的反应。正常情况下是幼儿的眼睛追随滚动着的白球。当小球停止滚动时，幼儿会带着询问的目光看检查者或其父母（抱着幼儿的人），但也可能会爬过去拿起小球。这种试验的顺序是先用直径大的小球测试，然后逐渐换直径小的，直到最后（0.33cm）或看不到为止。再记录下幼儿所能看到的直径最小的那个小球为止。

该测试的原理是白色小球的直径相当于"E"字视力表中E字的笔画与间隙的宽窄，这样来推算出相当于"E"字视力表上的视力记录。如：1.9cm直径的小球相当于"E"字视力表上0.1的视力；1.3cm相当于0.16；0.95cm相当于0.25；0.62cm相当于0.3；0.47cm相当于0.5；0.32cm相当于0.6等，不过要强调这是检查距离在3m左右时所测的视力记录。按前面所得的视力表所持的标准检查距离为5m的话，上述所获得的视力数值还应当除以2才准确得出相当于"E"字视力表上的视力。例如能看到0.32cm滚动的小球，视力相当于0.6/2即0.3。

虽然这种方法在国际上普遍认为是一种比较可靠的测试方法，但从实践经验来看，该方法所提供的视力记录不是十分令人满意。因为测试结果与幼儿的能力有关，即幼儿有能力追随一个活动的目标，并有"固视"一个静止目标的能力，而且测试距离（3m左右）也不十分严格等。

在滚动测试法中，也有人用一系列的黄球，平行排列的话也相当于一个400 Snellen字母到1个40 Snellen字母，把这些小球放在幼儿的周围，要求在幼儿能看到的地方让这些小球滚过去。让幼儿自发地朝着球滚动的方向拾起或指出小球的位置。当然也可以收集一些小的有兴趣的物体，如玩具娃娃、玩具汽车、叉子和汤匙或钥匙等。但要轻轻地（不要让他们听见）放在幼儿眼前的地板上，来观察他们的反应。总之根据具体条件，可以利用简便易行的办法，千方百计地估算出幼儿的视力。

（5）Lighthouse符号闪光卡片测定法：对于不足两周岁的幼儿可教会识别Lighthouse闪光卡片上的图形符号，同时要叫出这些符号是什么物体。这种测试法可用于多种功能障碍的低视力儿童。开始时可拿大符号的图案来测试，如一个苹果、一所房子或一把雨伞的图案显示在5~10cm单独的闪光卡片上，让他们说出这些图案的名字，然后拿小的图案再进一步辨认，直到幼儿连续出现两次错误或胡乱瞎猜为止，证实这样的幼儿有视觉异常。对于聋哑患儿可用手指指出来进行测试。

（6）巧克力Smarty测试及"成千上万测试"法：Smarty是一种直径在1.5~2cm的巧克力糖，外包以各种漂亮颜色的糖衣，形状各异，如果儿童不能看到如此大小的巧克力糖，则

笔记

表示其视力很差。成千上万测试法是用直径为 7～8mm 的各色糖果，放在检查者手中，如果儿童看不到，不能取出，也表示儿童视力异常。

此外，还可以在母亲和医生手中放上直径为 1mm 的小珠子，距离 30cm 左右，如果儿童能从他们手中取出小珠子，则估计儿童视力在 0.3 以上；如换成 3mm 的小珠子，儿童也能取出，估计其视力在 0.2 以上。

（7）配对试验法：此法用于不能用画、图片及视力表范围测试视力的智力低下的幼儿。所谓"配对"测试就是检查者手中持有一个目标，受试幼儿手边有许多个目标，让儿童认清检查者手中的目标后找出一个与之同样的目标，称为"配对"。这种方法对聋哑患儿也适用。

Sheridan 通过试验认为，下列大小不同的玩具更适合于测试视力配对之用。如小汽车大小为 5.1cm、飞机 5.1cm、娃娃 5.1cm、椅子 5.1cm、刀子 8.3cm、叉子 8.3cm 及钥匙 8.3cm 等，要求每一种玩具都要备用两个（即共 14 个），金属和塑料制品均可。检查方法是被测试的儿童距离检查者 3m，检查者举起其中的一个玩具，高度相当于被测试儿童眼的水平，先让儿童说出它们的名字，若答不上来再找找其身边同样的玩具，即所谓配对。其视力记录方法与滚球测试法相同。如在 3m 处能看到 8.3cm 的大玩具，其视力大概相当于"E"字视力表的 0.6；如能看到 1.8cm 最小的玩具，则视力相当于 1.0。

（8）用公式推算法：视力 =1.5/ 实际物体直径大小（mm）× 距实物距离（m）/5。如上所述 0.32cm 直径的小球，代入上述公式即视力等于（1.5/3.2）×（3/5）=0.3。

2. 用视力表查视力——远用《儿童视力表》的应用　实践证明，2 岁半以上的幼儿，只要赢得儿童的合作均可应用视力表测视力。本书第二章第二节一、二所介绍的视力表及检查方法都可用于幼儿（包括低视力儿童）。

下面介绍吴淑英在成功研制《低视力视力表》（China LogMAR）（图 5-2，图 5-3）的基础上，专为儿童设计的《儿童视力表》系列（图 5-4），均获中国专利。该表视标有 6 种类型，即 E、C、汉字、阿拉伯数字、英文字母及图形。

其特点如下：

（1）《儿童视力表》的问世给视力表家族又增添了新成员，其原理同《低视力视力表》，只是每行视标的数目不等，这是因为受外观版面图形的限制。从视标版面排列的整体造型上看，类似精美的花瓶，即该表的第一行作为瓶盖，第二行作为瓶颈，最后两行为瓶底，中间 7 行是瓶身，即腹部。或者说更像儿童喜欢喝的瓶装饮料"可乐"。

低视力视力表

ш E ш ш Е

Е ш Е Е ш

ш Е ш Е

Е ш Е ш

ш Е ш Е

Е ш Е ш

图 5-2　低视力视力表（标准检查距离为 2 米）

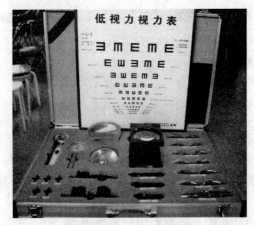

图 5-3 便携式助视器配镜箱及低视力视力表（标准检查距离为 5 米）

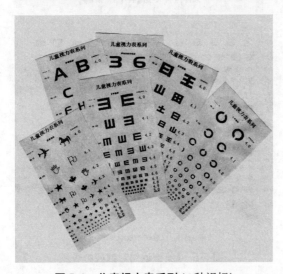

图 5-4 儿童视力表系列（6 种视标）

（2）该视力表共分 6 种（6 种视标），检查时可采用其中任意一种，也可同时用 2～3 种，标准检查距离只需 2.5m，不用平板反光镜就能准确测出其他形式视力表在 5m 处的远视力，而且视力记录值是小数记录或 5 分记录一目了然，并能与国内外各种视力表进行换算，实现与国际接轨和交流。

（3）在 2.5m 处视物时眼的调节力为 +0.40D，在 2m 时，其调节力为 +0.50D，低于 0.50D 均可忽略不计，所以不影响视力测定的结果。

（4）《儿童视力表》由于受设计距离的限制，只设计出 11 行视标，测出视力记录值的范围是 4.0（0.1）～5.0（1.0）。如视力低于 4.0（0.1）时，只需缩短检查距离（走近法）。如走进距离到 2m、1.5m、1.2m、1m 或 0.5m 时，后 4 种可分别给予 +0.75D、+0.87D、+1.00D 或 +2.00D 的凸镜片来克服调节力，同时所测出的 5 分记录的视力值上分别减去 0.1、0.2、0.3、0.4 和 0.5，所测得的视力范围分别为 3.9（0.08）～4.9（0.8）、3.8（0.06）～4.8（0.6）、3.7（0.05）～4.7（0.5）、3.6（0.04）～4.6（0.4）和 3.5（0.03）～4.5（0.3）（表 5-4）。

（5）如需测出 5.0（1.0）以上的视力记录值时，可以把其任意一个设计距离（2.5m 除外）当成检查距离使用，把所测得的视力值加上一个矫正值，即加上往下看到的行数。例如把第 1 行的设计距离 25m 当作检查距离，令病人站在 25m 处，如能往下看到第 3 行，即 4.3（0.2）这行，则视力为 5.0+3=5.3（2.0）。又如把第 5 行及设计距离为 9.98（约 10m）作检查距离用，也同样能往下看到第 3 行，即 4.7（0.5）这行，则实际视力也是 5.3（5.0+3）（2.0），依此类推。同样能准确地测出超常视力。不过在实际工作中很少做超常视力的测定。

笔记

表5-4　儿童视力表调节力、矫正值、视力范围一览表

检查距离略值（d）	2.5m	2m	1.5m	1.2m	1m	0.5m
调节力 $D=1/f$	+0.40D	+0.50D	+0.75D	+0.87D	+1.00D	+2.00D
矫正值	0	−0.1	−0.2	−0.3	−0.4	−0.5
视力范围	4.0～5.0 （0.1～1.0）	3.9～4.9 （0.08～0.8）	3.8～4.8 （0.06～0.6）	3.7～4.7 （0.05～0.5）	3.6～4.6 （0.04～0.4）	3.5～4.5 （0.03～0.3）

3. 近视力表的应用　近视力的检查与远视力的检查同等重要，请参看本书第二章第二节。下面介绍李筱荣研制的《新型近用对数视力表》（图5-5），获中国专利。

新型近用对数视力表

天津医科大学眼科中心　研制

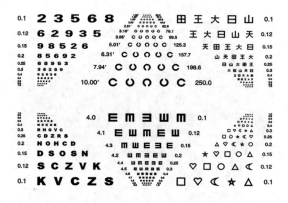

中国专利号：ZL 2006 3 0024130.5 翻印必究

图5-5　《新型近用对数视力表》

新型近用对数视力表是在国际 LogMAR 近视力表的基础上设计的，由 6 个图形组成，为多种类型的视标，中间是两个底相对的等腰三角形，四周是四个直角三角形。其造型新颖大方，病人坐任意一个位子方向均能进行检查。

其标准检查距离是 25cm，检查时将表置于明亮处或用手电筒直接照在视力表上，若被检者在 25cm 处不能明视，可令其移近或拉远来改变检查距离，但需要在视力记录下面标出测试距离（cm）。也可以应用变距矫正值来计算出相当于 25cm 处查得的真实视力值。矫正值是依 n=log（d/25）公式计算其略值（表5-5）。

表5-5　变距矫正值的计算

检距（cm）	10	12	15	20	25	30	40	50	100	250	500
校正值（n）	−0.4	−0.3	−0.2	−0.1	0	+0.1	+0.2	+0.3	+0.6	+1.0	+1.3

（三）屈光检查

1. 儿童低视力与屈光不正　由屈光不正造成的视力障碍或者是低视力在世界各国都已得到相当程度的重视。欠发达国家或地区由于在眼保健中缺乏或没有提供屈光检查及配戴眼镜等服务设施，因而使许多本来有可能得到治疗的儿童视力未得到矫正或提高，进而失去受教育的机会，成年后也就相应失去了就业机会，这不但使个人生活质量下降，同时给家庭及社会造成经济损失等严重的负面影响。

未经矫正的屈光不正是可避免低视力（avoidable low vision）、可避免盲（avoidable blindness）

笔记

的主要病因之一，由于人们对此缺乏足够的认识，加之为病人配一副合适的眼镜也并非如想象中那么容易，所以将屈光不正与低视力列为"视觉2020"消除5种可避免盲之一。

应该清醒地认识到屈光与视力密切相关。视力与一个人的生活方式与质量是密不可分的。根据"视觉2020"设想，一个重要的共识是，需要矫正屈光不正的度数与类型。不但在我国，甚至全球都有相当数量人群并未得到良好的屈光矫治服务。因此，世界卫生组织提出了重要的或有意义的屈光不正（significant refractive error）这一概念。儿童双眼视力低于4.7（0.5）属于重要的或有意义的屈光不正，应予以矫正。而在成人，重要的或有意义的屈光不正可分为3级，高度优先（high priority）矫正，即双眼视力低于4.0（0.1）；中度优先（moderate priority）矫正，即双眼视力低于4.7（0.5）；低度优先（low priority）矫正，即双眼矫正视力低于4.8~4.9（0.6~0.8）者，这些论点是从公共卫生的角度出发，是对整个国家或一个大的群体而言，并不是针对个别病人。

总之，屈光不正不但是低视力的主要病因，同时屈光不正也是可避免盲的主要病因，因此在低视力的防治中，全面了解低视力与屈光不正的关系，对眼科工作者，尤其是对视光专业者而言更具现实性与重要性。

2. 屈光检查的特点

（1）用视网膜检影法：目前，在国内行之有效的屈光检查，仍然采用原始的视网膜检影法，可将验光距离缩短在50cm内进行验光，因为近距离验光检影时视网膜反光的影像比较亮，容易观察。可以根据验光距离对检影镜测得的屈光度进行换算，虽然近距离检影的准确性较差，但对低视力儿童及医生都有较重要的参考价值，对用旁中心注视的病人，其视网膜检影镜的反光会围绕新的视轴运行，医生从而可以求得功能性屈光度。

综合验光仪或自动验光仪一般不常规用于低视力儿童的主观及客观的屈光测定，因为低视力儿童常存在旁中心注视、头位倾斜、眼球震颤等情况。

（2）增大球面镜屈光度梯度来估计儿童的残余矫正视力：在实践过程中，还有许多不同的方法来进行低视力儿童的主观屈光检查。如验光师（视光师）常用增大球面镜屈光度来确定病人的残余视力，为了使儿童获得较高的视力水平，在验光过程中，往往不是增加0.25DS，而是增加1.00~2.00DS。

（3）在屈光矫正之前放置镜片的做法：有人提倡在屈光测定之前放置镜片的做法（图5-6），用 +6.00D/-6.00D 作为起始屈光度的试镜片来引出病人的不同的反应。同时还强调最初的平光状态是用平光镜或用屈光度相同、符号相反的组合镜片来达到的，而不是不用镜片检查。这样做的好处是因为有时低视力儿童会在对视力表作出反应之前就对其他暗示作出反应。开始时在两个屈光方向用差值较大的屈光度，然后使差值梯度逐渐减小，直到低视力儿童敏感限度出现（即能注意屈光度有差异的感觉）为止。采用同样的方法可对散光度数和轴向两个方面进行反复检查。

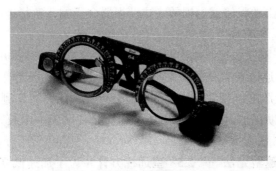

图5-6　试镜架

（4）关于柱镜度数和轴向的选择：①一种 +/-1.00DC 的手持交叉柱镜可以用于决定低视力病人散光的度数和轴向。根据儿童能感受到屈光度的变化来选择。而这种分辨能力取决于儿童的残余视力，一般是当儿童矫治视力为 4.0（0.1）时，应用该交叉柱镜才能引出病人对于屈光度改变的感觉，而 +/-0.5DC 的交叉柱镜仅适用于矫正视力较好的 4.3（0.2）～4.7（0.5）的儿童。常要求高度散光的儿童对远视力表自行调整散光试片的轴向；②应用 Stenopaic 裂隙片（图 5-7）。Stenopaic 裂隙片是不透明板中间有一条透明裂隙的检测散光的仪器，它有助于突出散光的轴向和屈光度。它通过形成两条 90° 相交的主要子午线的锐利的裂隙影像而测知每条裂隙方位的最佳球镜度数，来达到测定散光的目的。

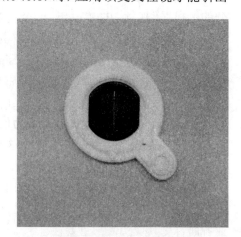

图 5-7　Stenopaic 裂隙片

3. 屈光检查注意事项

（1）在 2m、1m 距离测试戴镜（最新配制的眼镜）及不戴镜的视力，最好选用低视力视力表。

（2）戴常用阅读眼镜测试近视力，用带短语文字符号的近视力表，反复测试，直到即使调节光线或改变阅读距离而近视力毫无增进时为止。近视力较差但能熟练地进行近距离阅读的病人，表明近视矫正不足或者存在潜在的近视。

（3）儿童如果习惯于使用旁中心注视，视力测定时应允许其利用健康（或相对健康）的视网膜区域达到最好的视力。应在患眼习惯注视视轴上进行检影。

近期患有黄斑损害的儿童在接收测试时，可能会试图用正前方头位注视视力表的视标，医生应鼓励他们用旁中心注视，并观察他们的习惯头位或眼球转动方向。如儿童尚不能使用视网膜旁中心区域，可在试镜架上置 4△、6△ 或 8△ 的三棱镜，再让儿童持正前方头位看视力表，比较戴三棱镜前后的视力变化，或要求儿童面对检查者，从左耳向右耳侧缓慢移动注视，比较在哪一注视方向检查者的面部最清楚。

（4）注意眼前节情况，特别注意角膜的形状、透明度、瞳孔区是否透明及其光反应。同时也应注意眼肌的平衡状态及眼球震颤。验光者不必为眼球震颤而烦恼，因随着眼球来回摆动，用视网膜检影镜仍可将反光看得比较清楚。儿童也可将头位转至眼球震颤幅度最小的位置（零点位）。

（5）如果视网膜检影的反光难以解释，可用小孔镜、裂隙灯或角膜曲率计进行检查。白内障病人术前可通过测量视网膜视力判断视网膜功能。

（6）视力如为 0.1 或低于 0.1，应使用可调试镜架和试镜片做主观屈光测定。

（7）戴日常近用眼镜，要在远用处方基础上再加 +2.00～+3.50D。低视力儿童近距离日常活动（游戏活动、进餐、阅读），需戴常规矫正眼镜；也可以使用低倍固定焦距的立式放大镜阅读。戴 +5.00D 以上的眼镜或电视放大式助视器会影响儿童行走，度数较高的双焦眼镜可能因下方视野模糊而不能戴用。

（8）儿童应比较一下原眼镜与本次验光试镜的视力差别。有些儿童根据视力表的测试即可识别；也有些儿童通过看房间或家人的面孔才能更好地进行比较。

（9）儿童在用睫状肌麻痹剂散瞳验光之前应查近视力或作阅读测试。

（10）试用低视力助视器时，儿童不应散大瞳孔。视网膜手术及光凝治疗儿童，要待视网膜水肿消退后才能做低视力检查。

4. 介绍低视力快速验光法——2.5× 望远视力计

为了加速低视力儿童主观验光的进程，医生（或验光师）用一低倍的望远镜作为望远视力计，可以很快决定与主观验光相等的

笔记

球镜度数,一般用于学龄以上儿童。

(1)首先,指导儿童逐渐以顺时针方向转动定焦环,直到看清5m处的视力表某行视标,接着一边转动一边继续鼓励病人往下去辨别最小的视标,直到周边看不清为止。

(2)望远镜的定焦环亦可由医生(或其他康复工作人员)代为转动,让儿童在不同调节力的情况下处于相当靠近视力表的位置。当儿童调整加大目镜至视力表某行视标的距离,就表示病人是远视眼,反之为近视眼。这样能简明地判断病人屈光不正的类型,是近视眼,还是远视眼。这种屈光不正检查方法的准确性与低视力儿童的调节力密切相关。

(3)屈光不正的度数可以用一个2.5倍的远用望远镜(在低视力助视器配镜箱或柜中均有)定焦环上红色的零位标靶的相对位置来测定。红色点位置对准0,其左右标有"+"、"-"号,同时两侧刻有间距相等的白色道的标记。根据病人本身是近视眼还是远视眼,再往左或往右转动镜筒,直到能看清所能辨别最小视标为止,这时望远镜上定焦环标记在某一位置上,再数出从0点到此位置的刻度数(白道),即是该病人的戴普通眼镜的屈光度数(近似值)(表5-6)。对于某些几乎无法用常规的主、客观验光方法来测定其屈光度数的低视力病人,医生如果能掌握和熟练地使用望远镜验光技术就会很有价值(图5-8)。

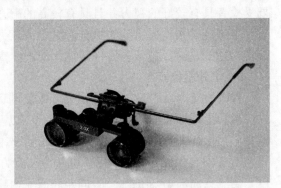

图5-8 望远镜助视器

表5-6 2.5倍望远镜在不同刻度上的后顶点屈光度

逆时针刻度	屈光度(D)	顺时针刻度	屈光度(D)
−1	−0.75	+1	+0.75
−2	−1.50	+2	+1.25
−3	−2.00	+3	+1.75
−4	−2.50	+4	+2.50
−5	−3.00	+5	+3.00
−6	−3.50	+6	+3.50
−7	−3.75	+7	+4.25
−8	−4.25	+8	+5.25
−9	−4.50	+9	+6.25
−10	−5.00	+10	+7.25

(四)视野检查

了解视野情况十分重要,因为先天性眼病导致中心视野及周边视野损害,可引起儿童认知事物的不完整性,造成视觉认知出现差异。检查者应尽力设法了解儿童视野情况,如"面对面"视野检查,或检查者手持一小亮光(手电)或玩具,从儿童身后向前移动,直到儿童看到为止。也可以让幼儿看着检查者的面部时,检查者让他模仿在不同象限的视野中呈现的手指数。较大儿童可以计算检查者在每只眼的各个象限内呈现的手指数。上述方法可以记录下儿童视野的大概情况。当有指征时应当尝试进行定量视野检查,虽然可靠性较低,但随着多次实践,检查视野的表现会有所改进。儿童视野情况对于阅读训练及定向行走训练时至关重要。

笔记

（五）色觉检查

如能取得儿童合作，也应常规做色觉检查，这对以后的特殊教育，尤其是未来职业训练，非常重要。

（六）双眼单视及立体视觉检查

大部分低视力儿童常由于双眼视力差异大或视力低下，未能建立双眼单视。检查双眼单视的最简单方法就是用 Worth4 四点法，但只能查二级融合力。另外可使用 Titmus 立体视觉检查图片、同视机和与计算机相连的立体视觉检查系统。

（七）双眼眼位和眼球运动

角膜映光法、双眼红光反射（Bruckner）法以及遮盖试验是评估双眼眼位的常用方法。在进行遮盖 / 去遮盖试验、交替遮盖试验时，应当采用可调节的注视目标。施行遮盖试验需要受检者具有较好的视力并且具有较高的配合度，以便能够注视目标。所有的婴幼儿均应进行眼球旋转和转向运动的检查。对于注意力不集中或不配合检查的儿童，可以采用眼头旋转（娃娃头检查法）或自发性眼球运动来检查和评估眼球运动功能。

（八）外眼检查

外眼检查涉及眼睑、睫毛、泪器和眼眶的评估。检查的内容可以包括眼球突出、上睑下垂的量和上睑提肌的功能，有无眼睑后退，以及眼球在眼眶内的相对位置（如眼球突出或眼球后陷，小眼球或大眼球）。有眼球突出形态的较年长儿童可能会耐受眼球突出度计的测量。对于不合作或年幼的儿童，可从头部上方观察比较两侧眼球的位置，来估计眼球突出度。要注意面部（包括眼睑、眼间距和有无内眦赘皮）和眶缘的解剖，以及有无眼面部异常。应当记录头部和面部（包括头部的偏斜或转动，下颌朝上或下颌朝下的头位）的位置。具有明显的内眦赘皮和（或）宽、扁平的鼻梁，但眼位正常的儿童常常表现为内斜视（假性内斜视）。对于外眼有明显异常特征的家族提示可能存在先天性异常，应当确定其他部位（如耳朵、手）有无异常，来进行进一步评估。

（九）眼部检查

如果儿童配合检查的话，应使用裂隙灯活体显微镜检查角膜、结膜、前房、虹膜和晶状体。可以使用直接检眼镜，或使用间接检眼镜的放大镜，或使用手持式裂隙灯活体显微镜检查婴幼儿的眼部情况。

瞳孔检查应包括瞳孔的大小、对称和形状、对光的直接和间接反射以及是否存在相对性传入性瞳孔缺陷。对于一些存在眼球障碍、很难维持注视和调节状态快速变化的婴儿和儿童来说，瞳孔检查是困难的。双眼瞳孔大小相差超过 1mm 是不正常的，常见的疾病如 Horner 综合征、Adie 瞳孔，或累及瞳孔的第三颅神经麻痹。当发生外伤性瞳孔括约肌损伤、虹膜炎或先天性异常（如缺损）时，可能出现不规则的瞳孔。一般地说，弱视眼不会发生严重的传入性瞳孔缺陷。如有传入性瞳孔缺陷，应该全面地寻找导致视力障碍的病因，排查是否有视神经或视网膜异常等。

眼部屈光间质的检查，可以明确眼角膜、房水、晶体及玻璃体的病变。眼底的检查，观察视网膜出血渗出、黄斑中心凹反光、视盘杯盘比及视网膜血管比等视网膜病变对于早期发现儿童先天性或遗传性眼病有着重要意义。

（十）其他检查

按实际需要进行眼压、视觉电生理及其他各项的检查。

二、低视力儿童功能性视力的评估

正常儿童的视觉发育作为其自身生长发育的重要组成部分，随着年龄的增加不断自我完善。视障儿童由于视觉信息摄取不完全，导致认知出现障碍，影响其功能性视力

笔记

（functional vision），降低了生存质量（quality of life）。而低视力儿童的功能性视力评估作为其生存质量的主要评估体系，决定着个体所需功能性视力训练类型的差异。对于低视力儿童早期干预的关键之一是维持视力最大化及利用功能性视力，以消除儿童因视力障碍造成严重的功能及心理方面的影响。

（一）"功能性视力"特有的调查问卷

国际上常用"功能性视力"特有的调查问卷中还包括了著名的印度海德巴拉 LV prasad 眼科机构制定的调查问卷，即 LV prasad 视力调查问卷（LV prasad vision questionnaire，LVP-FVQ）。

其包括 4 个组成项目（domain）：

1. 远视力（6 个问题）

2. 近视力（6 个问题）

3. 色觉（2 个问题）

4. 视野（5 个问题）

共 19 个项目都是有关执行各种工作时的困难。所有问题中的 19 项目都采用 5 点等级制（0～4 点），对每一个问题回答开始时："是"或"否"，如果回答"否"，则记录为"无困难"，此问题得分为 0；如果回答"是"，则表示病人在执行工作有 4 种水平的困难，1 表示有点困难，4 表示因视力原因无法做此工作。另外尚有回答"不适合"者。

问卷内容：

（1）在白天，在街对面您能否辨认，此人是男孩还是女孩？

□是，□否，□不适合

如果回答是，您有多大困难？

□有点困难

□中度困难

□很大困难

□不能做此工作

（注解：19 个问题都应作上述回答）

（2）您是否在看到街对面有人（他或她）向您挥手打招呼时有困难？

（3）您在学校走廊行走时是否有困难？会不会碰撞别人或物体？

（4）而无街灯情况下您在夜晚步行（学校或朋友家中）回家有困难吗？

（5）您坐在教室最前排看黑板有困难吗？

（6）您看公共汽车的号码有困难吗？

（7）您在公共汽车上阅读一些车上的标识（如到达目的地的标识）有困难吗？

（8）您阅读距离在一手臂远的教科书有困难吗？

（9）沿着直线书写您有困难吗？

（10）当您阅读休息片刻后再继续阅读时找到下一行字有困难吗？

（11）在教室内您找到下落的物体（如铅笔、钢笔、橡皮）有困难吗？

（12）您穿针引线有困难吗？

（13）您区分硬币有困难吗（不要触摸）？

（14）您上或下楼梯有困难吗？

（15）您系鞋带有困难吗？

（16）您在夜晚玩球时定位它的位置时有困难吗？

（17）您在进餐时在盘中定位食物有困难吗？

（18）您辨认颜色有困难吗？

（19）您的视力与您视力正常的朋友相比，您是怎样想的？

笔记

像您朋友一样好？

比您朋友稍坏一些？

比您朋友更坏一些？

（二）LV prasad 视力调查问卷（LVP-FVQ）的研究

为了对该问卷的调查进行有效性评估，印度海德巴拉 LV prasad 眼科低视力康复机构进行了相关研究。研究对象包括全部门诊病人，入选标准为学校中 3～10 年级视力障碍儿童，都通过常规眼科检查，能对调查问卷作出回答。病人年龄为 8～18 岁，平均 12.8 岁 ±2.5 岁，共有 78 例病人，男性 43 例，平均 13.4 岁 ±2.3 岁，女性 35 例，平均 12.0 岁 ±2.5 岁。

按照 WHO 标准，7 例（9%）病人为盲（好眼视力<0.05），22 例（28.2%）为严重视力障碍（好眼视力<0.1～0.05），44 例（56.4%）为中等程度的视力障碍（好眼视力<0.3～0.1），5 例（6.4%）为近正常或无视力障碍（好眼视力≥0.3）。14 例（17.9%）病人一眼有视力，无全盲病人（双眼无光感）。病人的主要病因为视网膜损害（55%），主要包括遗传性黄斑变性及视网膜色素变性，尚有全眼球损害（15%），如先天性小眼球、色素膜缺损、先天性青光眼及白化病。12% 为晶状体损害，包括无晶状体眼继发性弱视。

研究结果显示 LVP-FVQ 的内容效度（content validity）有良好的分离指数（3.75），在项目参数中信度（reliability）得分高达 0.93，因而认为 LVP-FVQ 是一种可靠的、有效而且非常简单的调查问卷，可用于在视力障碍儿童中进行视功能视力的评估。

（三）功能性视力训练的内容及方法

关于功能性视力训练的内容及方法请详见第四章，此不赘述。

第五节　儿童低视力的康复

一、低视力儿童使用助视器的特点

以往低视力专家认为儿童调节力强，大多数儿童不用近用助视器也可直接贴在纸面上阅读，随着年龄增加，特别是 10 岁以上的儿童才需要用助视器。但在进行助视器的验配中，除了要考虑物体放大倍率、儿童调节力等因素以外，儿童的残余视力情况更应该重视加以利用，因而应该尽量鼓励低视力儿童使用各种助视器用于学习和生活中。

低视力儿童是否使用助视器主要取决于他们是否有强烈的使用助视器的意愿，因为许多有先天眼部疾患的儿童，不知"清晰"为何物，自认为别人看到的景物与自己一样，自己所看到的也是"清晰"的。利用助视器和先进的高科技辅助技术帮助低视力儿童看得更清晰是最重要的措施。常用的助视器类型调查表明，低视力儿童最常用的是台式助视器、眼镜助视器，其次是远用望远镜、手持放大镜、电视放大镜、立式放大镜等。

眼镜助视器是较常用到的近用助视器，在使用眼镜助视器时，双手可以自由活动；在书写时，可将屈光度数减半，以此延长书写距离。眼镜助视器的视野大，但阅读距离近，易于产生视觉疲劳。同时，它对照明的要求较高。电视放大镜属于远用望远镜的一种，它可以帮助低视力儿童观察 3m 的黑板，但不能用于近距离的书写。手持放大镜使用、携带方便，可以用来看较小的字，如注解、公式、字典、各种动植物标本的细节，但放大倍率不高。立式放大镜适合视野小的低视力儿童，但使用时要求儿童保持特殊体位。如果助视器的使用不当，很容易造成低视力儿童的盲态和颈椎病及脊柱侧弯。随着生活水平及科学技术的提高，许多助视器的功能也被智能手机和平板电脑等高科技产品所涵盖。知识不仅仅可以从课本、报纸杂志等平面印刷材料中获得，也可以通过使用一些信息无障碍的电子产品中的放大显示、文字或图片转化为语音等功能获取知识信息。因此，使用台式助视器、手持电子助

笔记

视器、平板电脑和智能手机作为低视力儿童的助视设备，能够更好地提高他们的功能性视力，促进他们融入正常的社会生活。

二、低视力儿童康复的医教结合

低视力儿童康复并不仅仅是医学问题，仅凭借医师的努力是无法实现的。首先，低视力从疾患角度看，在现有的医学水平条件下无法通过医治来提高视功能。其次，视力减退降低了很多儿童日常生活和工作的能力，甚至无法独立生活，在心理上变得脆弱无助，直接影响儿童家庭状况，如生活负担、精神压力等。因此为了让低视力儿童能在成年后掌握生活和工作技能，在对他们进行医学康复的同时也应提供专业教育康复服务。

WHO 估计全世界有近 600 万盲童和低视力儿童，由于低视力儿童处于认知发展的重要阶段，因此提倡将低视力儿童的康复与教育紧密结合在一起，只有这样才能更好地完成视觉康复训练，获得最佳的康复效果。由于儿童生长发育和认知发展的特点，随着年龄的增加，康复难以持续提高低视力儿童的认知和学习能力，因此需要教育资源的介入，通过教育来不断提升低视力儿童的学习和认知能力。

在这些盲和低视力儿童中，80% 生活在发展中国家，其中只有 40 万人可以获得相关教育的机会，许多低视力儿童得不到相关康复教育机会。社会还没有认识到，盲和低视力儿童是可以顺利完成学业的。在一些发达国家，儿童视觉康复是眼科诊治的重要组成部分。我国眼健康规划提出 0～6 岁儿童健康管理中应开展视力检查。在眼科医师、小儿眼科医师及视觉康复临床医师的共同努力下才可能提高儿童的功能性视力。视觉康复作为眼科亚专业，需培养视觉康复专业的医师，要具备小儿眼科专业知识和专业技能，要了解儿童期视觉发育的特点，掌握儿童不同发育期可能的眼部疾患视力障碍的流行病学。

长期以来，对盲和低视力儿童的早期认识、转归及干预措施的缺乏，家长和社会对低视力儿童获取教育的权益意识的缺失，缺乏合适的公共政策及宣传不到位都使得低视力儿童未能接受合适的教育。医学知识的普及、必要的早期筛查及诊疗、及时的医疗干预等，能够提升低视力儿童、家长及社会的重视，在一定程度上减轻低视力儿童的视力障碍程度，提高康复效率，提升低视力儿童自理、自立能力。

因此，低视力康复与教育事业的发展，体现了医疗与教育结合的重要性。联合国和 WHO 一直倡导对低视力儿童增加康复和教育的机会。我国政府重视视障儿童康复事业，2014 年国务院《特殊教育提升计划（2014—2016）》明确提出包括低视力儿童在内的残疾学生实施"医教结合"的指导政策。2015 年教育部《关于公布国家特殊教育改革试验区名单的通知》，确定泉州市为全国唯一国家级低视力康复"医教结合"实验区，对低视力康复与教育进行探索。

三、低视力儿童康复的特点

眼科医生、视光师、康复医师及儿科医师组成的低视力儿童康复小组对低视力儿童进行医学综合评估，心理咨询师及特殊教育老师对低视力儿童进行教育评估，根据低视力儿童的致盲病因和视功能损伤程度，以及心理、感觉统合及认知评估结果，进行阅读训练、定向行走训练、日常生活技能训练及心理康复，帮助低视力儿童充分利用残余视力；使用视力辅具，提高功能性视力，提升生存质量，促进低视力儿童更好地融入社会。对于学龄期或年龄较大的儿童，可以进行多项评估，包括眼底黄斑区中心视野检查、周边视野检查以及阅读评估。无论年龄大小，一旦低视力诊断明确后就要提供家庭的支持并尽快进行康复。

（一）0～6 岁低视力儿童视觉康复特点

0～6 岁是儿童生理、认知、情感、潜能发展的关键期。低视力儿童由于视觉感知能力的

笔记

减弱或丧失,其活动的范围及种类受到限制,其感觉及运动功能得不到有效的锻炼,这将影响儿童各个方面的发育,甚至造成智力低下。研究表明低视力儿童由于先天性的视力障碍,几乎错过了感知觉发展的关键期,其感觉、知觉、记忆、思维、想象等认知水平发展受到严重的限制。

尽早对低视力儿童开展各种康复训练,特别是要把握低视力儿童感知觉发育关键期。加强视觉方面的训练,使之尽量达到正常儿童的生长发育和心理认知水平,可以减轻低视力对儿童的影响程度,使其更好地适应社会生活。视觉康复训练包括视觉辨认、主体与背景的辨认、视觉记忆、辨别物体的部分与整体、视觉空间关系等,促进儿童学习和掌握概念及组织思维,包括文字、符号、图形的意义等的认知训练。视觉康复训练可以在一定程度上提高功能性视力,从而帮助低视力青少年更好地进行生活和学习,提升他们的认知水平,这将体现在阅读速度的提高和阅读差错率的降低上。低视力儿童认知水平的提升亦可提高视觉康复训练的效率,两者相辅相成。因此,眼病筛查体系和低视力辅助技术的社区及家庭康复训练系统的建立,可以有效帮助低视力儿童。

(二)青少年儿童低视力视觉康复的特点

随着年龄段的增加,小学阶段的低视力儿童的调节力下降,阅读出现问题,学习成绩下降。学校里的低视力康复小组可以评估学生的视功能,进行助视器的适配和视觉康复训练。在低年级,儿童调节力强,会采用比正常情况下更近的聚焦距离观看小的印刷字。有些儿童配戴高度近视屈光矫正镜时,喜欢从他们的眼镜顶部或摘下眼镜来阅读小号印刷字。但当儿童升到较高年级时,印刷字的大小可能太小而使他们不能很快有效地阅读,因此可能需要音频书、大号印刷字、双焦点眼镜、光学或电子助视器来帮助阅读。

写字是低视力儿童的一个较难的挑战。他们可能发现使用黑色签字笔(毡尖笔)在有粗线条引导的纸上书写较为顺畅。当儿童倚靠在写字桌上进行阅读或书写时,阅读架可以调整儿童的阅读和写字的姿势。在信息时代中电脑成为必要的工作和生活工具,应当鼓励尽早使用计算机键盘,或者大字的计算机键盘。教室或家里备有的台式及手持电子助视器、平板电脑及智能手机都是帮助低视力儿童读书的工具。如果低视力儿童学习文字时存在困难,可以改学盲文。低视力儿童有不同的视物头位,以及他们对光线的需求不同,这就要求在安排座位时要考虑到各方面的因素。如果低视力儿童的头部明显地向左偏,老师指导的位置应位于儿童的右侧;而畏光的低视力儿童可能喜欢坐在背靠教室窗户的位置。采用电子白板和望远镜可以帮助低视力儿童看板书。低视力儿童应有适宜的学习生活环境和医疗康复与教育康复相结合的帮助。

在进行低视力儿童的视觉康复时,应考虑到低视力儿童的年龄、视力障碍的性质和程度以及其他并发的功能障碍等情况,并根据其个人的不同需求并且需要在不同环境内进行多方面的调整。眼科医师及时提供视功能评估和眼病诊断,眼视光医师、视觉康复师和特教老师联合一起调整他们的学习环境。及时的随访及屈光矫正可以满足低视力儿童不同生长发育时期的需要,确保其在个性化的教育下能建立自信和健康的未来。

四、儿童低视力常见几种眼病的屈光矫正及助视器的选配

(一)高度近视或病理性近视(highly myopia or pathological myopia)

1. 低视力特点 高度近视是引起低视力的主要病因之一,由于屈光间质不清,在验光中有时易被忽视。应用电脑验光仪或通过近视力的距离(距离很近时有较好的近视力)证明其患高度近视。

笔记

这些病人由于戴高屈光度的负透镜(-10.00~-40.00D)而使视网膜成像显著缩小,看远处物体时似乎更远一些,因此常不愿意接受眼镜。若发展成病理性近视合并多种并发症,

矫正视力将无法提高。

2. 屈光矫正原则 这种情况验光配镜的原则应是欠矫,以其主观感觉舒适、方便、能承受为主,或戴用角膜接触镜以增大视网膜成像。

3. 助视器选配 远用:在戴矫正眼镜基础上加用 2.5× 双目望远镜,可获得较好的助视器视力或康复视力。近用:若近视力较好,可不用近用助视器,但在阅读距离较近(6～7cm)时,可用 3× 或 2.5× 手持式立式带光源放大镜,增加阅读距离。

推荐病人用接触镜望远镜(contact lens telescope),亦称全视野望远镜(full-field telescope)。即病人戴高度近视接触镜可视为望远镜的目镜,再戴一副正透镜眼镜式助视器(+8.00～+12.00D)视为望远镜的物镜,相当于伽利略望远镜,可获得 2.0× 的放大效果。

(二)先天性白内障(congenital cataract)

1. 低视力特点 先天性白内障儿童往往合并其他眼部先天异常,如眼球震颤、白化病、葡萄膜缺损、小眼球、小角膜等,视力严重损害。

2. 屈光矫正原则 对白内障术后植入人工晶状体病人,也应进行仔细的验光。若存在屈光不正问题,亦应给予配镜。若当时不能植入人工晶状体的婴幼儿及屈光测定困难者,为防止弱视,应尽早给予配戴 +10.00～+12.00D 的凸透镜眼镜。

3. 助视器的选配 对于已上小学的术后无晶状体儿童可推荐用无晶状体望远镜(aphakia telescope)。上述无晶状体眼一般需 +12.00D 球镜片矫正,可以认为他是一个 −12.00D 的近视眼,此 −12.00D 可视为望远镜的目镜,再给儿童一个 +3.00D 的球镜片相当于望远镜的物镜,放置眼前 25cm 处,可获得 12/3=4× 的放大效果。

(三)先天性眼球震颤(congenital nystagmus)

1. 低视力特点 是视觉系统或运动系统失调的神经眼科征象。由于眼位不稳定,视细胞不能接受固定的影像刺激,无固视,且常合并其他眼部先天异常。

2. 屈光矫正原则 多伴有中度以上近视,予以配镜(找出零点位,即中间带进行检影,取功能性屈光度)。

3. 助视器选配 远用:在戴矫正眼镜基础上加用单双筒望远镜助视器。近用:选择近用眼镜式、立式或镇纸式放大镜(图 5-9),视力严重损害者可选用 CCTV。

(四)白化病(albinism)

1. 低视力特点 是一种先天性、遗传性眼病。表现为汗毛、头发、睫毛皆为白色,眼葡萄膜由于缺乏色素,失去遮光系统的保护作用,所以进入眼内的光线可全部通过眼球壁反射回来。因此眼球看上去就像照亮的"灯笼",呈现一片红光,又犹如兔眼一样。常伴有高度屈光不正、高度散光、眩光、眼

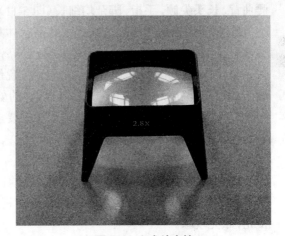

图 5-9 立式放大镜

球震颤或斜视等,黄斑发育不良,无黄斑中心凹光反射,视细胞量或质低下,视力严重受损(≤0.02)。

2. 屈光矫正原则 常伴有高度近视,中高度散光,一并予以矫正。一般远视力均有明显提高,建议要常配戴为好。

3. 助视器选配

(1)远用:在戴矫正眼镜基础上外加 2.5× 双筒望远镜。外出时加用滤光眼镜(彩图 5-10),可根据病人情况选择不同波长的滤光眼镜(表 5-7),还可选配变色镜、太阳帽或大檐帽等。

笔记

（2）近用：根据病人需要选用各种类型近用助视器。必要时选 CCTV。照明光环境在 50～100lx 较为适宜。

表 5-7　滤光镜过滤波长及适用范围

类型	过滤波长	适用范围
灰片	400nm	白化病
蓝水银片	400nm	白化病
琥珀片	427nm	白内障、黄斑病变
黄片	<511nm	白内障、黄斑病变
L511 片	511nm	黄斑病变
红片	<550nm	视网膜色素变性
L550 片	550nm	视网膜色素变性、激光防护

（五）先天性虹膜缺损或先天性无虹膜（congenital aniridia）

1. 低视力特点　这类儿童从眼的外观上看瞳孔不圆，呈钥匙形（下方虹膜缺损）或瞳孔很大，几乎与角膜大小相同（无虹膜），伴有明显的屈光不正和眩光。

2. 屈光矫正原则　对于合并屈光不正的儿童应予以矫正。

3. 助视器选配

（1）远用：在戴矫正眼镜基础上给予适宜的望远镜等助视器，外出时加用滤光眼镜，常用蓝水银片或灰片，还可选配变色镜、太阳帽或大沿帽等。

（2）近用：根据病人需要选用各种类型近用助视器，必要时选用 CCTV。

（六）Marfan 综合征或晶状体不全脱位（Marfan's syndrome or subluxation of the lens）

1. 低视力特点　是一种双眼晶状体半脱位或全脱位与骨生长发育畸形合并的先天性综合征。其身体外表的特征是体格瘦长，肌肉软组织无力，肩胛下垂，弯腰曲背，长头尖颌，手指、脚趾均细长（图 5-11）

2. 屈光矫正原则　通过瞳孔区有晶状体和无晶状体部分分别验光配镜，如脱位的晶状体已偏离光轴，可按无晶状体眼验光配镜；如仍与光轴重合，脱位晶状体变凸，故成为高度近视，可按上述高度近视的处理。

3. 助视器的选配　在戴镜基础上根据要求选用适宜的远、近用助视器。

（七）圆锥角膜（keratoconus）

1. 低视力特点　为先天发育异常，是原因不明的角膜曲率紊乱，视物垂直细长、变形、单眼复视，有明显畏光、眩光现象。

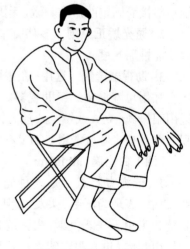

图 5-11　Marfan 综合征

2. 屈光矫正原则　由圆锥角膜引起，光学眼镜无法矫正的高度近视、中高度散光近视力优于远视力，早期适于配戴角膜接触镜，晚期则行角膜成形术。

3. 助视器选配　根据病人需求在配镜矫正基础上，远用可选用望远镜式助视器，近用各种放大镜均可，必要时给予便携式电子助视器（图 5-12）。

（八）黄斑变性（macular degeneration）

1. 低视力特点　黄斑变性或称黄斑发育不全是一种导致儿童低视力的先天性、家族性眼病，可单眼或双眼患病，伴有中心或旁中心暗点；常伴有小眼球，视神经、脉络膜缺损及眼球震颤等，是形成形觉剥夺性弱视（visual deprivation amblyopia）的原因之一。

笔记

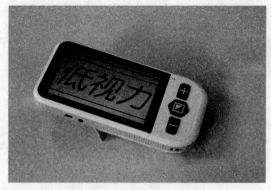

图 5-12　便携式电子助视器

远近视力均明显下降,严重影响阅读、书写,对比敏感度曲线高、中频率段下降,伴有色觉异常。

2. 屈光矫正原则　根据具体情况验配。

3. 助视器选配

（1）远用：2.5× 双筒,3.1× 单筒,望远镜式助视器。

（2）近用：可用<+12.00D 眼镜助视器,以保证较远些的工作距离；或 2～5× 手持放大镜,放大倍率不宜过大,视野会受到中心暗点的遮盖进而影响近视力。推荐 CCTV。

（吴淑英　胡建民）

二维码 5-1
扫一扫,测一测

参 考 文 献

1. 王思慧. 谢培英. 低视力学. 北京：北京大学医学出版社,2003

2. 孙葆忱. 低视力患者生存质量与康复. 北京：人民卫生出版社,2009

3. 孙葆忱. 胡爱莲. 临床低视力学. 北京：人民卫生出版社,2013

4. Turbert D, Janigian KH. What is low vision [EB/OL]. （2017-1-25）[2017-2-20]. http://www.aao.org/eye-health/diseases/low-vision

5. AAO Vision Rehabilitation Commitee, Hoskins Center for Quality Eye Care. Vision Rehabilitation PPP-2013 [EB/OL]. （2013-5）[2017-2-20]. http://www.aao.org/preferred practice-pattern/vision-rehabilitation-ppp--2013

6. 世界卫生组织. 普遍的眼健康：2014-2019 年全球行动计划 [EB/OL]. （2013）[2017-2-20]. http://www.who.int/publications/list/universal_eye_health/zh/.

笔记

第六章

老年低视力

本章学习要点

- 掌握：老年低视力病理性特点及康复训练方法。
- 熟悉：老年低视力病人生存质量的概念与评估的意义。
- 了解：老年低视力流行病学特点。

关键词 老年人低视力 病理性特点 康复

第一节 概 述

视力障碍包括两类：低视力和盲。老年低视力是低视力的重要组成部分，很大部分的低视力病人为老年人。老年低视力康复就是要减少视力损害对其生活造成的影响，使他们能保持独立的、健康有效的活动，并且获得较高的生存质量。

本章对其他章节介绍的一般低视力学内容如助视器、眼科检查等不再重复，仅对老年低视力及康复相关问题进行介绍，重点放在老年低视力视功能损害的特点、病因、生存质量及康复训练方面的临床内容。

一、全球及我国的老龄化

2000 年全球 60 岁以上老年人口达到 6.06 亿，预计 2025 年全球老年人口总数将达到 12 亿。在 1950～2010 年，全球人口平均每年增长 0.87 个百分点，老年人口平均每年增长 2.38 个百分点。2002 年，世界上绝大多数老年人口生活在亚洲（54%）、欧洲（24%）。其次，中国 60 岁及以上老年人口 1.34 亿，占世界老年人口 1/5（21.34%），占亚洲老年人口 2/5（39.7%），也相当于整个欧洲 60 岁或以上老年人口的总和。到 2050 年我国老年人口将上升到 27.4%，达到老龄化高峰期。我国人口老龄化将会对社会产生极为深远的影响，因为我国老年人口规模庞大，老龄化速度发展极快，人口老龄化与经济发展的不协调具有超前性。在欧美等发达国家人口老龄化是伴随着工业化、城市化进程，在人均 GDP 较高的阶段才出现，所以在发达国家是先富后老，而我国却是未富先老。另外，发达国家城市人口老龄化水平一般高于农村，我国的情况则相反。2000 年我国农村老龄化水平为 1.9%，比城镇高 1.24 个百分点。2006 年我国农村老年人口为 8557 万人，占全国老年人口总数的 65.82%，可见中国老龄化人口的主体在农村。

随着优生和社会的进步，人类的寿命不断延长，中国已经逐渐进入老龄化社会。截止 2014 年，60 岁以上老年人口达到 2.1 亿，占总人口的 15.5%，其中将近 4000 万人是失能、半失能的老人。据有关部门预测，到 2035 年老年人口将达到 4 亿人，失能、半失能的老人数

笔记

量会进一步增多。WHO 预测,到 2020 年全世界 60 岁以上的老年视力障碍者(矫正视力在 0.3 以下)约 2 亿,其中包括老年盲人 5400 万,低视力老年人 1.5 亿。大约有 70% 的低视力病人生活在发展中国家,我国作为世界上最大的发展中国家,也是世界上老年低视力病人最多的国家之一。如何做好老年人低视力康复工作,提高老年人的生活质量,将是全社会所面临的严峻挑战。

二、年龄和视力损害的关系

许多眼病研究结果显示,视力损害的患病率与年龄增长成正相关。有研究表明 60 岁以上者发生视力损害的可能性是 60 岁以下者的 10 倍,而 80 岁以上年龄段的盲患病率为 60～69 岁年龄段的 10 倍以上。

导致视力损害的病因较多,在不同的年龄段中,导致视力损害的病因也有所不同。最常见病因是白内障、黄斑变性、屈光不正、青光眼和糖尿病性视网膜病变。1990 年北京同仁医院报道,根据低视力门诊的 1500 例视力病例分析,高度近视占 20%。按年龄组分析,30～74 岁组的首位病因为高度近视,75 岁以上组的首位病因为老年性白内障。2006 年北京同仁医院徐亮进行的北京眼病研究调查发现,在 40 岁以上的中国人中 1% 为低视力或盲病人,估计中国 40 岁以上低视力病人 410 万,盲人 160 万;而其中主要病因为白内障(36.7%)、病理性近视(32.7%)、青光眼(14.3%)、角膜混浊(6.1%)、黄斑变性(2.0%)及其他视神经病变(2.0%)。而年龄 40～49 岁受试者中,最常引起视力损害或盲的原因为病理性近视;50～59 岁的受试者中,最常见的原因为白内障,其次为病理性近视;60～69 岁年龄和大于 70 岁的受试者中,最多见的原因为白内障,其次为病理性近视和青光眼。国内也有报道 45～64 岁年龄段的眼疾以屈光不正为主,视力损害轻至中度;65 岁以上,白内障、原发性青光眼、糖尿病性视网膜病变、年龄相关性黄斑变性等各种眼疾发病率上升则是引起视力严重损害甚至失明的重要原因。

我国近些年来,由各级残疾人联合会和各卫生部门开展的"白内障复明工程"行动及"视觉第一中国"行动等消除白内障的慈善行动极大地改善了我国低视力人群特别是老年低视力病人人群的生存质量,这也是一项有力减少低视力患病率的创举。由此可见,随着社会经济的发展及人口老龄化、人均寿命的延长,青光眼、糖尿病性视网膜病变、黄斑变性将成为老年人视力损害的主要危险病因。而老年低视力病人因为视力损害导致不能阅读、行走困难、定向定位障碍甚至出现跌倒等损害到全身健康的情况。虽然有一部分老年低视力病人可以自身根据视力损害的情况,采取特殊眼位、扫描视等不规范的视功能康复模式,以减少视力损害带来的影响,但是大部分病人还是未能找到正确的康复方式,自身不能独立生活或工作,给社会和家庭带来了不可预估的负担。

第二节　老年低视力的流行病学

目前大部分的研究都将低视力和盲归属至视力障碍的范畴,把低视力和盲一起统计。目前国内外关于老年低视力的流行病学资料规模都不是特别大,一般为某一地区单独统计居多。年龄增长伴随着视力及视功能的下降是众所周知的客观现象,一般年龄越大低视力的发生率也会随之升高,特别是低收入、低教育、健康条件差的 60 岁以上老年人,由于其眼病未能得到及时诊治,因此低视力发生的概率更高。

一、我国老年低视力的流行病学特点

根据 1987 年全国残疾人调查结果,估计我国目前有视力障碍病人 1200 万左右,我国作

笔记

为世界上最大的发展中国家,在低视力病人的预防治疗及康复各方面都面临十分严峻的挑战。在我国,每年会出现新盲人约 45 万,低视力病人 135 万,即约每分钟就会出现 1 个盲人,3 个低视力病人。视力损害已成为我国乃至全球的公共卫生问题,已经引起了中国残联及国家卫计委的重视。

20 世纪 80 年代,我国对 158 万人口进行了视力障碍的抽样调查,用 WHO 定义低视力和盲的标准对 60 岁以上老年人进行统计后,共查出 60 岁以上老年人盲患病率为 3.46%,而低视力的患病率为 4.31%。盲和低视力患病率之比为 1∶1.33,盲和低视力的患病率总和为视力障碍率,达到了 7.77%。随着年龄的增长,视力障碍患病率也在提高。在抽查的 15 933 名老年低视力病人中,有望通过眼科治疗来恢复视力的人数占 66.44%,需要进行康复的占 29.35%,情况不明者为 4.21%。

我国不同地区老年人低视力的患病率还是有比较大的差异,但是随着年龄增长,低视力的患病率逐渐增高是普遍存在的现象。2006 年我国第 2 次残疾人抽样调查,北京市抽样 74 795 人,其中视力障碍 555 人,占 0.74%,而当中 60 岁及以上老人 409 人,约占 73.69%。可见,老年人低视力问题日益显著,需要引起社会各界的重视。

二、国外老年低视力的流行病学特点

国外低视力的患病率也随着年龄的增长而增加。在发达国家视力障碍者约占总人口的 1%,其中低视力患病率为 0.8%~ 0.9%,60 岁以上低视力病人占 70%~ 75%。可见国外老年低视力病人的发病率也比较高。

根据 2000 年美国人口统计学资料分析显示,美国 40 岁以上的人群中,盲人数达到 93.7 万人(0.78%)(美国标准),另有 240 万人(1.98%)为低视力。白色人种首要致盲原因为年龄相关性黄斑变性(54.4%);而黑色人种中,白内障和青光眼占盲病因的 60% 以上。白内障是白人、黑人、西班牙裔人种低视力的首要原因,双眼视力低于 0.5 的病人中,约 50% 为白内障所致。预计至 2020 年,美国盲人数将增加 70%,达到 160 万,与低视力人数增长情况相似。视力损害在美国等西方国家已经被列为继关节炎和心脏病之后在日常生活中需要求助的慢性病。

第三节　老年低视力的特点

老年低视力不仅与其年龄带来的眼部生理问题有密切关系,而且与其各种眼病所致的视力损害有关。

一、生理性特点

(一)眼部的生理特点

1. 眼睑皮肤松弛,睑裂可缩小。

2. 泪腺结缔组织增多,泪液分泌减少。

3. 结膜弹性下降而易于断裂。

4. 角膜内皮细胞增厚,内皮细胞数量减少,更易引起光线的散射。角膜直径变小并呈扁平趋势,致使老年人角膜屈光力发生改变。角膜知觉的敏感性也随着年龄的增长而减退。

5. 睫状肌老化,瞳孔直径减小,调节进入眼部光线的能力下降。

6. 晶状体前后直径随着年龄的增长而增大,晶状体弹性下降甚至丧失,因而出现调节力的下降与丧失;晶状体蛋白出现变性,透明性下降,晶状体颜色变深,呈黄色或黄褐色,透光能力减弱,成为短波光的过滤器,蓝色和绿色光谱过滤后,传递到视网膜部分的总量减

笔记

少了,致使大脑识别蓝色和绿色的能力随之下降。

7. 由于玻璃体的透明质酸酶及胶原发生改变,蛋白发生分解,纤维发生断裂而出现玻璃体液化,致使病人在注视天空或白墙时眼前出现漂浮物,严重时导致玻璃体发生后脱离,间接地影响了眼的调节作用。

8. 老年人视网膜可变薄,光感受器和视网膜神经元数量减少,并出现色素上皮细胞的色素脱失,因而使视网膜的防护能力及视功能有所下降。

9. 随着年龄的增长,视神经及视路出现神经衰老萎缩等迹象。

(二)眼部生理特性改变对视功能的影响。

1. 视力的改变 我国对 60 岁以上的老年人调查发现,63% 的老年人视力均有不同程度的下降。大多数老年人对明及暗适应的能力均有下降,无论从明亮的室外到光线暗淡的室内或室内到室外,随着年龄的增长适应速度也逐渐变慢。

2. 调节力的改变 老年人晶状体弹性逐渐降低甚至丧失,晶状体形状改变能力的下降,导致调节能力随之下降,使聚焦近处目标出现困难而形成老视。

3. 视野的改变 老年人由于视网膜周边视杆细胞功能下降可有周边视野缩小。另外由于老年人皮肤松弛造成"老年性上睑下垂",也可能造成周边视野轻度缩小。

4. 色觉的改变 老年人可有一个小的蓝色中心性暗点,许多老年人看蓝色觉得暗一些,在分辨蓝、黄色之间有些困难,这是由于老年人的晶状体颜色变为黄色或黄褐色而选择的吸收蓝光所导致。

5. 对比敏感度的改变 老年人即使视力正常,也常会有对比敏感度的下降,需要更强烈的对比及清晰的边缘,老年人才易于辨认目标。如果在光线较暗或灰尘较大时即对比度较差的情况下,老年人辨别目标是很困难的。

6. 眩光 老年人因角膜、晶状体、玻璃体的老年性生理改变后,特别容易因环境光线影响出现眩光。由于角膜或晶状体轻微的混浊,而引起光线的散射使视网膜成像的对比度下降,导致视力下降,这是"失能眩光"。虽然老年人需要更强的照明,但旁中心光线常可引起失能眩光。同时,老年人从失能眩光的情况下恢复也较年轻人慢。

二、病理性特点

导致视力障碍的眼病,在发展中国家以白内障最为常见,而在发达国家以年龄相关性黄斑变性和糖尿病性视网膜病变最为常见。我国是世界上近视眼人数最多的国家,高度近视容易出现黄斑变性、出血和视网膜脱离等并发症,也是视力障碍常见眼病之一。2006 年在我国第 2 次残疾人抽样调查中发现,白内障、视网膜或葡萄膜病变及青光眼的患病率分别位列前 3 位。

老年低视力康复要注重的不仅仅是助视器的使用,而更重要的是视觉康复。对老年低视力病人实施低视力康复训练计划之前必须考虑到眼部疾病病因及其对视力和视野等的影响。各种助视器的类型和矫正强度的选择也受到眼部疾患的类型及病变程度的影响。因此,将老年低视力的常见疾病及低视力康复处理介绍如下。

(一)病理性近视

疾病特点:病理性近视作为遗传性疾病,遗传方式还不清楚。发生年龄较早且进展很快,25 岁以后继续发展,近视度数可超过 6D 以上,常伴有眼底改变,视力不易矫正,是以屈光度进行性加深、眼轴不断增长、眼内容和视网膜脉络膜组织进行性损害引起视功能障碍为特征的一种眼病,是我国常见眼病之一,其患病率为 1%～2%。除远视力差外,常伴有夜间视力差、飞蚊症、漂浮物、闪光感等症状。病理性近视可发生各种不同的视野缺损,当后极部葡萄肿出现后,中心环形暗点以及偏盲和象限缺损均可发生。由于视网膜色素上皮变

笔记

薄,视神经纤维层变薄,对比敏感度可能会明显下降。

处理:首先应进行屈光检查,包括针孔视力、裂隙视力、角膜曲率及眼轴检查等。配戴框架眼镜和角膜接触镜都能提高视力,通常老年人都使用框架眼镜。选用框架眼镜时,小的圆形镜架、高屈光指数的非球面镜片及抗反射膜镜片的应用能减少球差和像差,提高视觉质量。老年病理性近视低视力病人希望助视器能帮助他们解决看远的问题,比如看电视、看演出或路牌等,而看近时可以采用放大镜或框架眼镜下加度数及框架眼镜下内置显微镜。照明、放大及非光学设置对病人特别有效。

(二)年龄相关性黄斑变性

疾病特点:年龄相关性黄斑变性(age-related macular degeneration,AMD)病人多为 50 岁以上,双眼先后或同时发病,视力呈进行性损害。该病是 60 岁以上老人视力不可逆性损害的首要原因。其分为干性(萎缩性)黄斑变性和湿性(渗出性)黄斑变性,干性黄斑变性病人视力多高于 0.05,湿性黄斑变性病人则多低于 0.05。病人中心暗点的视力损害可在 Amsler 方格表试验中检测到。

病人因为黄斑病变中心视力受损后,多自然寻找优先的视网膜注视点,以期通过特殊头位和眼位将病变处视网膜区形成的影像转移到黄斑周围正常的视网膜区。色觉异常也是观测病人临床病程的有效指标,并能通过定量检测结果提供有关病人病情发展的信息。

处理:分析黄斑区域损害水肿情况对屈光状态的矫正有一定的意义。目前,国际上常使用三棱镜和特殊眼位训练来把原本投射在黄斑病变部的光线转移到优先的视网膜注视点,以达到提高功能性视力的目的。大多数病人对远用及近用放大镜反应良好。近距离工作时增加直接照明强度。非光学设置也是非常有效的。植入型微型助视器是年龄相关性黄斑变性病人视功能康复的新选择。通过低视力康复训练,黄斑变性的低视力病人的生活质量可以得到明显提高。

(三)白内障

疾病特点:晶状体混浊称为白内障(cataract)。许多因素使晶状体蛋白发生变性形成混浊。流行病学调查表明,65 岁以上的老年人中晶状体混浊的发生率大约为 95%。白内障引起视功能损害的特点与晶状体混浊程度和部位有关。晶状体周边部的轻度混浊不影响中心视力,而中央部的混浊则严重影响视力。在强光下瞳孔缩小后进入眼内光线减少,视力下降明显;高空间频率上的对比敏感度下降尤为明显;核性混浊时晶状体核屈光指数增加,会出现近视状态或晶状体性散光,甚至还可能引起单眼复视;晶状体混浊使进入眼内光线发生散射,干扰了视网膜成像,会出现畏光和眩光;晶状体核颜色改变可产生色觉改变,混浊晶状体对光谱中位于蓝光端的光线吸收增强,使患眼对这些光的色觉敏感度下降;混浊的晶状体也可产生程度不等的视野缺损。白内障虽会引起严重的视功能损害,但如今成熟的晶状体摘除及人工晶状体植入术可使视力恢复正常。

处理:照明和放大对白内障病人是有效的,可延缓白内障手术的需求;彩色滤光镜和太阳镜可以阻挡蓝色光,有助于改善对比度、控制眩光。非光学设置如大字体印刷的阅读材料可使病人的生活质量有所提高。

(四)糖尿病性视网膜病变

疾病特点:糖尿病是由多种病因引起的以糖代谢紊乱为主的常见全身性疾病。我国 20～75 岁人群中糖尿病患病率约为 9.7%,约有 1 亿人患糖尿病。糖尿病引起的眼部并发症很多,包括糖尿病性视网膜病变(diabetic retinopathy,DR)、白内障、晶状体屈光度变化、虹膜睫状体炎、虹膜红变和新生血管性青光眼等。其中 DR 是糖尿病最严重的并发症之一,在我国 3 个老年人中就有 1 个糖尿病病人,因此视力损害在糖尿病病人中应该引起重视。

病人早期通常无眼部自觉症状。随着病变发展,可引起不同程度的视力障碍、视物变

笔记

形、眼前黑影飘动和视野缺损等症状，最终导致失明。

处理：早期及时诊断和正确治疗糖尿病性视网膜病变可避免视力严重损害。控制血糖、血压及血脂能有效减少糖尿病性视网膜病变的发生率。病人血糖水平的改变可引起屈光度的波动，血糖升高时，病人由正视可突然变成近视状态，或原有的老视症状减轻，因此病人屈光状态的检查很重要。配戴滤光镜及护目镜可减轻眩光；配戴镀膜透镜或中灰色透镜减弱光强度，黄色和琥珀色透镜增强对比度。照明和放大对病人提高视力有效。根据周边和中心视野受累程度所采取的低视力康复训练如定位和灵活性训练，也能提高功能性视力。

（五）青光眼

疾病特点：青光眼（glaucoma）作为目前全球第二位致盲眼病，严重威胁着人类的视觉健康。部分青光眼病人发病急骤，可在数天内，甚至在数小时内视力迅速下降，部分病人毫无症状，在不知不觉中逐渐失明。青光眼的视野缺损从旁中心暗点和鼻侧阶梯开始，并随着病变的发展而逐渐增大，形成弓形暗点、象限型或偏盲型缺损，发展到晚期仅残存管状视野和颞侧视岛、甚至失明。视野受限的青光眼病人常诉说定位物体困难，容易被撞或撞到周边物体。

处理：放大和照明对这类病人有效，但必须考虑视野受损情况。因青光眼病人视神经纤维层变薄，对比敏感度下降并且容易产生眩光，滤光镜对视功能改善均有帮助。由于青光眼病人晚期中心视力和周边视野多已受累，因而治疗上很棘手。进行低视力康复时，可以用三棱镜、倒置望远镜、取景式助视器等进行观察环境扩大视野，也可以结合扫描和定位训练来提高功能性视力。

（六）眼外伤

疾病特点：眼外伤（ocular trauma）是视力损害的主要原因之一，即使"轻微"的外伤，也可引起严重后果。一些临床研究提示，伤后视力、瞳孔反应、损伤性质和部位是与眼外伤预后相关的主要因素。眼的结构精细、复杂，一旦外伤，应及时救治。

处理：由于眼损害的程度严重不一，视力可以从正常到全盲。可以先对病人进行屈光矫正。视力损害主要原因是屈光间质的浑浊，可以通过手术来提高视力。玻璃体手术后屈光状态改变需要进行屈光矫正。放大和照明对于还有残余视力的病人来说还可以提高功能性视力。

（七）视网膜静脉阻塞

疾病特点：视网膜静脉阻塞（retinal vein occlusion，RVO）是仅次于糖尿病性视网膜病变的第二常见的视网膜血管病，多为单眼发病，视力不同程度下降，静脉阻塞引起出血及渗出，有时影响中心视力和导致周边视野缺损。

处理：视网膜静脉阻塞后，经过激光光凝视网膜术后视功能明显改变，中心视力可能因为黄斑水肿的消退而得到提高。周边视野缩窄可以运用倒置望远镜、三棱镜来扩大视野。黄斑受累的病人因为中心视力受损，所以需要先检测优先视网膜注视点后再进行低视力康复训练。根据周边和中心视野受累程度采取如定位和扫描训练也能提高功能性视力。放大和照明可以提高中心视力受损后的功能性视力。

（八）视神经病变

疾病特点：视神经疾病包括视盘至视交叉以前的视神经段的疾病。视神经疾病常见的三个病因——炎症、血管性疾病、肿瘤。老年病人应首先考虑血管性疾病，在本病的诊断中视野对视神经及视路疾病的定位诊断最为重要。视神经炎视野检查可出现各种类型的视野损害，但较为典型的是视野中心暗点或视野向心性缩小。前部缺血性视神经病变的视野缺损常为与生理盲点相连的弓形或扇形暗点，与视盘的改变部位相对应。垂体肿瘤和视神经

笔记

肿瘤引起视神经萎缩，导致视野象限缺损或周边视野缩窄，而经过手术后有的视力可以得到惊人的修复。视盘水肿会导致生理盲点扩大，慢性视盘水肿发展至视神经萎缩时，视野有中心视力丧失以及周边视野缩窄，特别是鼻下方。另外，视交叉、视束、外侧膝状体、视放射和视皮质的视路病变也会引起特征性视野改变。偏盲型视野，是指垂直正中线正切的视野缺损，它包括早期某象限的缺损。偏盲分为同侧偏盲及对侧偏盲，对侧偏盲主要是双颞侧偏盲，是视交叉病变的特征。同侧偏盲为视交叉以上的病变，双眼视野缺损越一致，其病变部位越靠后。外侧膝状体之前的病变在其后期出现原发性视神经萎缩的周边视野缩窄。

处理：如有屈光不正，首先需要进行矫正。周边视野缩窄可以运用倒置望远镜、取景式助视器来扩大视野。偏盲可以通过三棱镜来偏转视野。放大和照明有助于近距离阅读的提高，根据周边和中心视野受累程度而采取的低视力康复训练如定位和灵活性训练也能提高功能性视力。

（九）视网膜色素变性

疾病特点：视网膜色素变性（retinitis pigmentosa，RP）是一组遗传相关性眼病，属于光感受器细胞及色素上皮（RPE）营养不良性退行性病变。临床上以夜盲、进行性视野缩小、色素性视网膜病变和光感受器功能不良为特征。通常双眼发病，极少数病例为单眼。一般在 30 岁以前发病，最常见于儿童或青少年期起病，至青春期症状加重，到中年或老年时因黄斑受累视力严重障碍而失明。视野丧失始于中周部，逐渐向中心及周边发展，表现为视野进行性缩小，晚期形成管状视野。

处理：首先矫正屈光不正，放大和照明对于阅读有效，而远用助视器是提高病人远视力的有效方法。大多数视网膜色素变性视野小可以使用倒置望远镜、三棱镜、取景式助视器扩大视野。滤光镜可以有效提高对比敏感度和防止眩光。根据周边和中心视野受累程度采取定位和灵活性训练也能提高功能性视力。

（十）葡萄膜炎

疾病特点：葡萄膜炎（uveitis）是一类常见的致盲眼病，多发于青壮年，治疗棘手，所致不少为不可治盲，因此在致盲眼病中占有重要地位。葡萄膜炎导致视力损害往往是不可逆的。

处理：需要根据病人的不同病因和不同病变部位，全身或局部进行治疗。视力损害主要是屈光间质的浑浊，可以在炎症控制下选择适当时机通过手术来提高视力。黄斑水肿是葡萄膜炎常见并发症，通过药物、手术和激光可以提高中心视力。照明和放大对葡萄膜炎病人有效。

此外，老年低视力病人可能同时出现"伴随"或"共同性"疾病，可以是一种或多种疾病的出现。老年人也经常发生跌倒，跌倒可造成生理功能障碍，独立生活能力下降，生存质量也随之降低。跌倒是老年人意外事故死亡的主要原因，而视觉障碍又是老年人跌倒的重要危险因素。由于视功能的低下再加上伴随疾病的出现，彼此互相影响可使病人出现更为严重的功能丧失，生存质量进一步下降，也会使康复工作更加困难。

第四节　老年低视力病人的相关视功能检查及生存质量评估

一、老年低视力的相关检查方法

老年低视力病人相关的视功能检查方式与第二章所介绍视功能的检查方法大致相同。了解老年低视力病人的视功能状态，可以帮助医生评估、预测老年低视力病人的视功能对生活所造成影响的程度，制订个性化的视觉康复训练方案，从而帮助老年低视力病人充分

笔记

利用残余视觉功能,提高功能性视力,达到视觉康复的目的。

(一)视力检查

老年低视力病人的视力检查时,要根据病人的眼病情况选择合适的视力检查方法。导致老年低视力视功能损害的眼病多为黄斑区中心视力的下降,对此类病人的视力检查,要注意检查其头位视力。老年低视力病人进行近视力检查时,要注意照明,避免反光。根据老年人老视的特点可适当给予正球镜,代偿其调节力。在检查过程中可对目标以外的部分进行遮盖,让老年低视力病人能够容易地寻找到目标。

(二)屈光检查

老年低视力病人应常规进行屈光检查,不可主观判断病人视力不能矫正或配戴的眼镜已是正确的屈光矫正,很有可能低视力病人因屈光矫正效果不理想而不再进行屈光矫正或有可能其所配戴的眼镜是几年前验配的,因此每一个低视力病人在进行视功能评估时,都需要进行充分且正确的屈光检查。著名低视力专家 Fonda 曾指出,经过细心的屈光检查约有 20% 的低视力病人通过屈光矫正视力得以提高。因此,屈光检查是低视力门诊最基本的也是常规的一项重要检查。

老年低视力病人的屈光检查与一般的常规检查会有部分不同,主要体现在屈光矫正后近用距离的调节近附加上。在屈光检查过程中可以使用大框架金属试镜架;针对部分眼球震颤的老年低视力病人使用代偿头位减轻眼球震颤,有利于验光过程的顺利完成。

(三)对比敏感度检查

视力仅是对比敏感度曲线上的一点,而对比敏感度检查更能完整地反映视觉系统的生理敏感性及视功能状态。在老年低视力病人中往往会出现这样的状况,例如不同眼病造成不同程度的视功能损害的两位老年低视力病人,其中一位好眼最佳矫正视力 0.1,对比敏感度检测无异常,而另一位好眼最佳矫正视力 0.2,对比敏感度严重下降;若两位老年低视力病人同时在相同的环境出行时,可能会发现视力 0.1 的老年低视力病人行动敏捷,反而视力0.2、对比敏感度严重下降的老年低视力病人在行走中出现踌躇不前的现象,造成以上行为不同的原因,通常是由于对比敏感度的差异。

对比敏感度检测的方法有对比敏感度测试卡或激光对比敏感度测试仪等,进行对比敏感度检测时需要注意进行屈光矫正,特别在对老年低视力病人进行屈光矫正后,病人感觉视觉敏锐度无明显提升但有明显的光亮变化时,提倡病人配戴矫正屈光不正的眼镜后进行对比敏感度的检测。

(四)视野检查

视野良好与否是衡量视功能优劣的重要指标。导致向心性视野缩小的疾病常见于视网膜色素变性、青光眼晚期、球后视神经炎(周围型)及周边部视网膜脉络膜炎等;同侧偏盲多为视交叉以后的病变所致,颞侧偏盲为视交叉病变所引起;扇形视野缺损多见于视网膜分支动脉阻塞或缺血性视盘病变;中心暗点常发生于黄斑病变如黄斑变性、囊肿、裂孔及出血、家族性视神经萎缩、中心性浆液性脉络膜视网膜病变等眼病;环形暗点常见于视网膜色素变性及青光眼等眼病。

根据老年低视力病人视野损害的特点,选择相应的视野检查方法。可通过平面视野计、弧形视野计、自动视野计及黄斑微视野计等仪器进行视野检查。

(五)色觉检查

色觉异常可分先天性色觉异常和后天性色觉异常(获得性色觉异常)两种。先天性色觉异常多为隐性遗传,常为红绿色觉异常,也有可能是全色盲,而视网膜、视神经或枕叶皮质通常表现为正常。后天性色觉异常可由视网膜、视神经和枕叶皮质等疾病引起,导致双眼或单眼的色觉异常。

笔记

色觉检查方法较多,均以主观检查为主。例如有假同色图法、FM-100色彩试验、D15色盘试验、彩色毛线球试验及Portnoy板测试等。

在老年低视力病人色觉检查过程中,常遇到在使用较小检查目标(假同色图)检查时,无法通过检查项目,但将色彩区域放大时,他们可能会正确地说出并区别其中的颜色,所以在老年低视力病人的色觉检查过程中应让其配戴合适的眼镜或使用光学放大镜进行检测。对低视力病人色觉检查的主要目的不是量化其色觉异常的指标,而是评估老年低视力病人对颜色的敏感性,为后续制订康复方案提供参考依据。

(六)眩光检查

眩光是与对比敏感度密切相关的视功能检查方法。眩光可分为不适眩光与失能眩光。可使用自动眩光对比敏感度检测仪同时评估病人的对比敏感度和眩光敏感度。通过检测所得到的对比敏感度曲线和眩光敏感度曲线,可对比老年低视力病人康复(适配助视器)前后的视功能变化,为康复方案提供重要、有效的依据。

二、生存质量的概念和测量

随着科学技术的进步,新的药物和治疗方法不断涌现,医学模式也在不断改变,医学逐渐可以越来越多地控制和改善各种疾病和病理状态。目前医学的目标在于预防疾病和治愈疾病,但作为治疗受体的病人更注重自我评价。因此,应该对病人的生活和人生充实感等各个方面总体地、客观地进行评价,这样才能帮助医生判断疾病对个体影响的各个方面,并进行预防、治疗与康复。

WHO对生存质量(quality of life, QOL)定义是不同文化和价值体系中的个体对他们的目标、期望、标准以及所关心的事情有关的生活状况的主观体验。生存质量是个广义的概念,它包括病人的身体健康、心理状态、独立水平、社会关系及与他们所处环境的关系。它具有以下特点:因建立在一定文化价值体系下而具有文化依赖性;因包括全身功能、心理功能、社会功能等方面的多维概念而具有广泛性;因被测者自己评价、自我感受对治疗效果满意度而具有主观性。因此,这种自我评价具有社会性,是立足于文化、社会环境之中的。老年人生存质量应得到全社会的关注。联合国老人5项原则是独立、参与、关怀、自我实现及尊严,这些原则对于提高老年人的生存质量有着重要作用,然而在世界各国这5项原则却未能得到广泛深入的落实。

由于各个国家文化背景、社会结构和价值观念不同,生存质量的内涵及其测量也就存在差别。我国生存质量研究才刚刚开始,目前正在探索适合我国的视力障碍生存质量指标体系及其评价方法。目前普遍认为,生存质量主要是对被观察对象的身体、心理、职业、社会活动、健康意识等方面进行测量。而老年低视力病人生存质量的分析测量与视力损害程度密切相关。视力障碍对社会生活、家庭生活、职业及财力情况、社交及定向行走等方面影响的评估和测量,对于老年低视力病人生存质量的检测有着重要的作用。

三、低视力病人的生存质量调查问卷

由于低视力可显著限制病人的日常生活,特别是阅读及室外活动等,因此会明显地影响生存质量,例如年龄相关性黄斑变性常使病人在购物、处理钱币、家务劳动及使用电话方面遇到困难,而视网膜色素变性的病人常因为视野缩小导致经常碰撞物品。另外,视功能下降引发的抑郁症、孤独及忧虑、烦恼及沮丧等精神症状也让老年低视力病人生活质量明显下降。

现在已有数种为低视力病人所设计的调查问卷,如日常生活活动量表(the activities of daily living scale, ADLS)、VF-14及低视力生存质量调查问卷(low vision quality of life

笔记

questionnaire，LVQOL）等。这些调查问卷多集中在功能性困难，如阅读、看电视及裁缝等。这些困难对影响个体功能及生存质量是非常重要的。但是社会及心理学方面的内容很少较详细地包括在问卷调查中。Fylan 的低视力生存质量的调查问卷——聚焦生存质量调查问卷（focus-qol questionnaire，Focus-QOL），此问卷调查包括有病人"优先"部分，邀请病人及视光学医师共同确定 3 个关键领域的康复训练，评估在日常生活中利用残余视力的能力、参与社会活动的能力及心理健康等。而目前通常使用 Wolffsohn 等设计的 LVQOL 更适合康复前后的低视力病人的生活质量评估（表 6-1）。

表 6-1　低视力生存质量调查问卷

远视力、行走和照明	分级						
您有哪些问题?	无		中度		重度		
总体视力情况	5	4	3	2	1	X	n/a
眼部疲劳（例如只能短时间做工作）	5	4	3	2	1	X	n/a
室内夜间视力	5	4	3	2	1	X	n/a
需要适量的光线才能看清	5	4	3	2	1	X	n/a
眩光情况（例如在耀眼的车灯或日光下）	5	4	3	2	1	X	n/a
看清街上的标识	5	4	3	2	1	X	n/a
观看电视（看清图像）	5	4	3	2	1	X	n/a
观看移动目标（例如看清路上的车辆）	5	4	3	2	1	X	n/a
判断深度或距离（例如拿杯子）	5	4	3	2	1	X	n/a
看台阶或路边	5	4	3	2	1	X	n/a
现有视力情况下户外活动（例如在不平的人行道上）	5	4	3	2	1	X	n/a
现有视力情况下，有车辆往来时穿过马路	5	4	3	2	1	X	n/a
适应情况							
现有视力情况下，您是否?	无		中度		重度		
对生活现状不满意	5	4	3	2	1	X	n/a
由于不能做某些工作而沮丧	5	4	3	2	1	X	n/a
拜访朋友或亲属受限	5	4	3	2	1	X	n/a
	好			很差	无解释		
是否对您的眼病做过解释?	5	4	3	2	1	X	
阅读和精细工作							
在使用阅读助视器 / 眼镜的帮助下，您有何问题?	无		中度		重度		
阅读大字体（例如报纸的标题）	5	4	3	2	1	X	n/a
阅读报纸和书刊	5	4	3	2	1	X	n/a
阅读标签（例如在药瓶上）	5	4	3	2	1	X	n/a
阅读信函	5	4	3	2	1	X	n/a
使用工具的情况（例如穿针或切割）	5	4	3	2	1	X	n/a
日常生活能力							
在使用阅读助视器 / 眼镜的帮助下，您有何问题?	无		中度		重度		
看准时间	5	4	3	2	1	X	n/a
书写（例如支票或卡）	5	4	3	2	1	X	n/a
阅读自己的手迹	5	4	3	2	1	X	n/a
每日的活动（例如家务劳动）	5	4	3	2	1	X	n/a

注：病人回答上述问题时，同意者画圈；由于视力原因不能从事某些工作的，则在 X 上画圈；如果非视力的原因而不做某项工作，可在 n/a 上画圈。

笔记

四、效用值评估低视力病人生存质量

近 20 多年来"效用（utility）"学说广泛应用在卫生保健领域中。效用值能评估病人是否有能力去完成日常活动，并能客观地评估与健康或疾病相关的生存质量。效用或效用值为1.0 时，表明完美的健康状况，0 表示死亡。计算效用值常用的方法有两种，一是时间交换法，另一种是标准赌博法。它提供了从病人观点的方面进行生活质量测量，它的提高和改善可以用来客观地测量或评估在改善病人生存质量中，医学治疗干预的有效程度。视力在0.1～0.05 之间的低视力病人与无光感的盲者之间的效用值，应用标准赌博法和时间交换法均具有显著性差异，提示着低视力病人即使视力非常低，其生活质量明显高于盲人。因此，可通过效用值来评估老年低视力病人视力损害程度及康复前后的生存质量。

五、老年低视力病人康复前后的生存质量

老年低视力病人的生存质量需要考虑两个因素——年龄和视力损害。在评价视功能降低对生存质量的影响时，可根据视力、视野及对比敏感度等定量视功能指标来评价治疗效果，改进治疗方法，但更重要的是应该认识到病人生存质量的检测。而调查问卷的应用应该包括康复前后生存质量的改变，这样才能真正全面地了解低视力病人的生存质量。

目前普遍采用的低视力生存质量调查问卷 LVQOL 比较适合应用于低视力病人康复前后的对比（表 6-1）。LVQOL 表共有 25 个项目，总分从 0（低生存质量）～125 分（高生存质量），具有良好的内在一致可信度及可重复性。Wolffsohn 用 LVQOL 调查问卷分别对 150 名低视力病人和 70 名正常人进行配对研究，发现在正常人中平均 LVQOL 得分远远高于低视力病人（图 6-1）。

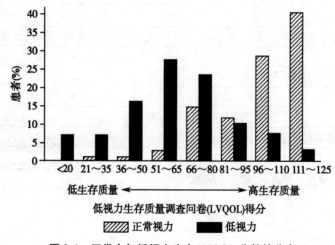

图 6-1　正常人与低视力病人 LVQOL 分数的分布

对 515 例低视力病人进行低视力康复受益的量化分析中，康复前 65%、康复后 83%的病人参与了 LVQOL 调查问卷，发现所有项目分值呈正态分布。低视力病人康复后，在LVQOL 得分上与正常视力组相比有明显的改善，康复后生存质量明显高于康复前（图 6-2），如与正常视力组相比，LVQOL 得分进步为 17%，在阅读及精细工作中改善更为明显。同时，在其他项目（如总的视力、定向与行走及照明；心理学调整；日常活动等）的结果中显示出低视力康复后病人的生存质量也有明显的改善。本研究也发现对病人应该进行心理状态的评估，因为病人主观的感受会使生存质量下降。LVQOL 分数在康复前或康复后发现与远及近视力及对比度有关，但与年龄无关。中心视野丧失在 20° 以内病人的生存质量康复前

笔记

后都比视野较好者分数低。而在应用多学科康复组比没有应用多学科康复组者的 LVQOL 得分均有较大改善。因此,对低视力病人进行多学科的康复治疗才可以使病人生存质量明显提高。

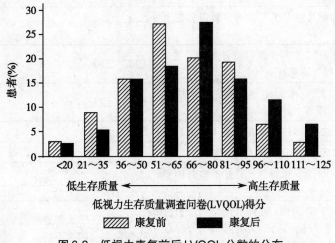

图 6-2　低视力康复前后 LVQOL 分数的分布

六、老年低视力病人伴随其他疾病对病人生存质量的影响

视力损害的影响表现在老年低视力病人的自我照顾能力、阅读、行走及社会活动等各种能力的下降,同时,他们更易出现继发性疾病,如较高的髋部骨折发生率、抑郁、认知下降、关节炎、跌倒等,这将更加严重影响病人的日常生活能力,生存质量也可明显下降。为了评估或测量这些伴随疾病对临床实践的影响及方针政策的制订,Crews 对老年视力损害病人常见伴随的 9 种全身性问题对病人功能及健康状况的影响进行了研究。这 9 种全身性问题是糖尿病、高血压病、心脏疾病、关节问题、腰痛、听力障碍、脑血管意外、抑郁及呼吸系统问题,上述疾病均要与视力同时检查。同时对 9 种全身性问题影响的 5 种结果进行评估:行走、爬楼梯、购物、社会活动及自我报道健康状况(好、坏、像 1 年前一样)。研究的结果表明,视力损害的老人更易于伴随有 9 种慢性疾病,但是很难确定两者之间的相互因果关系,例如,糖尿病及脑卒中可能造成病人的视力丧失,而视力损害可能引起抑郁。

在美国国家健康统计网站统计了从 1997～2004 年共计 8 年时间年龄在 65 岁以上的 49 287 例病人中,确定视力损害的病人达 8787 例(17.3%),并对其中老年低视力病人伴随疾病对病人生存质量的影响进行研究(表 6-2),研究中发现在美国年龄 65 岁以上的老人中有 15.2% 患有糖尿病,而其中又有 22.3% 存在合并视力损害。这些人与普通糖尿病老年病人健康状况差别不大,但是在行走与爬楼梯困难时的功能性指标及社会参与方面更差。而在老年高血压病人中,合并视力损害者在功能性活动、健康状况以及社会参与方面都较差,而老年心脏病病人中合并视力损害者则更为严重。研究中发现老年人有 43.5% 患有轻、中度的抑郁症,2.5% 患有重度抑郁症;而同时合并有视力损害时 57.2% 患有轻、中度的抑郁症,6.2% 患有重度抑郁症。老年人同时有抑郁症和视力损害,其生存质量各项指标明显较低。如果老年视力损害的病人再合并有脑血管意外、听力障碍、关节问题、腰痛及呼吸系统问题,在功能、健康与社会参与等生存质量各个方面则更差。研究也表明老年低视力病人更加贫穷,更少受到关注,伴随其他疾病发病率也增高,生存质量更低。他们需要有多种评估的途径和及时有效的卫生保健、康复及环境三方面有效的干预,以改善身心健康、提高生存质量。

笔记

表6-2　对功能障碍、健康状况及慢性病提出的问题

全身问题	1. 医师或其他卫生专业人员曾告诉您有	□高血压　□冠心病　□心绞痛　□心肌梗死 □其他任何的心脏病　□哮喘　□肺气肿 □中风
	2. 医师或其他卫生专业人员曾告诉您有糖尿病？	□有　□无
	3. 在过去12个月中医师或者其他卫生专业人员曾告诉您有支气管炎？	□有　□无
	4. 在过去12个月中您曾有关节周围疼痛、僵硬或者水肿？	□有　□无
	5. 在过去3个月中,您是否有下腰痛？	□有　□无
听力及视觉问题	1. 说明您的听力情况(不戴助听器)	□好　□有一点麻烦　□很大麻烦及聋
	2. 当戴眼镜或接触镜时,看东西有困难吗？	□不困难　□有一点困难　□很大困难
精神方面的问题	在过去的30天内,感到很忧愁而没有什么事使您兴奋,紧张,不能安静下来,烦躁,无望,使做每件事毫无价值？	□始终是　□大部分时间是　□有时是 □偶尔是　□都不是
健康状况及功能受限问题	1. 与12个月以前比较,您能说您的健康状况是	□良好　□恶化　□或无变化
	2. 您自己无任何特殊设备的帮助,行走1/4英里(大约3个街区)有无困难？	□无任何困难　□有一点困难　□有些困难 □很困难　□完全无法做
	3. 上10个台阶不休息？	□无任何困难　□有一点困难　□有些困难 □很困难　□完全无法做
	4. 外出如购物、看电影、体育表演？	□无任何困难　□有一点困难　□有些困难 □很困难　□完全无法做
	5. 参与社会活动,如访友、去俱乐部、参加会议、聚会？	□无任何困难　□有一点困难　□有些困难 □很困难　□完全无法做

注:病人回答上述问题时,同意者在□中打√。

第五节　老年低视力的康复

多数老年低视力病人既往有正常视力体验的经历,并有一定的阅历及生活体验,性格成熟,依从性和顺应性好,能够较好接受康复训练,可以通过配合个性化的低视力康复方案来提高功能性视力。但由于老年低视力病人病因、视力损害程度和个人素质的不同,低视力康复的效果也存在较大的差异。许多老年人都希望配戴助视器后能看近看远、提高视力,而现实中康复未能达到目标时,会导致情绪低落甚至抑郁。全社会包括医生、护士、康复师和康复工作者都需要以极大的耐心和细心给老年低视力病人树立信心,并给予持续的康复训练和帮助。

一、矫正屈光不正

实际上屈光不正的矫正是进行低视力康复的第一步也是重要的一步,这应该引起我们的注意。

目前对老年低视力病人特别是黄斑病变中心视力受损的病人,一般推荐试镜架插片验光法。这种方法不但能实时反映病人的视功能矫正情况,还能大大缩短检查时间。与传统屈光检查方法(综合验光和检影)相比,试镜架法有其自身的优点。比如,头位改变的旁

中心注视病人，采用试镜架法能够测得更准确的视力，也便于病人即时体会到改变眼镜度数时，如何才能真正提高视力。试镜架法使视网膜检影检查时眼内透光度变得最大，并且使显示的屈光度数间隔足够大，这样可以使病人能够察觉到视力表上字体清晰度的变化，也给医生验配眼镜时带来很多帮助。目前普遍推荐使用"最小可察觉"法（just-noticeable difference，JND）确定适合老年低视力病人的配镜处方。JND 是指能够引起病人第一次主观感知清楚和模糊的视标时球镜度的最小改变量，假设一位配戴 -7.00D 眼镜的低视力病人视力为 0.05，增加 -0.25D 时病人主观视力没有变化，当增加度数为 -0.50D 时病人主观感觉视标变清楚，虽然检查视力仍为 0.05，但根据"最小可察觉"法，认为 -7.50D 才是最适合这位病人的配镜处方。考虑到老年低视力病人视力普遍都非常差，加上反应速度慢，所以推荐使用试镜架插片验光法并结合"最小可察觉"法，为低视力病人进行屈光检查以及出具配镜处方。如果检查到不规则散光，也要将柱镜和（或）非对称性矫正附加于眼镜或其他光学装置上。而对于老年低视力病人阅读需求时，还需要增加凸透镜来缓解病人对于看近调节的需求。

二、调整照明

不同病因的老年低视力病人需要的照明条件是各不相同的。同样因病人的个人喜好不同，照明的需要也不一样。但良好的照明条件对于每一位老年低视力病人来说都是非常重要的。比如 AMD 的老年低视力病人常常需要在很强的照明条件下，才能达到最好的视觉功能；若视神经损伤的病人出现"漂白"现象，则需要较弱的照明条件才能形成较好的视觉能力。

可以通过以下原则指导选择合适的照明：①不良的对比敏感度检查分值表示，在完成大多数工作时需要增加额外的照明和增强对比度；②适当的照明有时可以减少阅读时所需要的放大倍数；③通过光度调整器调节照明水平，以便适应个体的需要。也可以通过改变光源与物体之间的距离来调节亮度；④为防止纱罩样眩光，应当放置定向性光源，使其照到工作面而不直射到病人的面部。

生活中的荧光灯泡及新型的 LED 灯泡因其可为较大的面积提供良好光线，并且光源较冷，可以提供良好的照明，但对一些病人会引起眩光。不同的眼病所需的光照度也不一样（表 6-3）。

表 6-3　不同眼病的照明度

低照度<50lx	强照度>500lx
白化病	视神经病变
无虹膜或瞳孔开大者	青光眼
白内障（后囊下混浊）	视网膜色素变性
角膜中央混浊	病理性近视
全色盲者	术后无晶状体及黄斑变性

另外，由于老年人的视觉准确定位性降低，电源开关应选用宽板防漏电式按键开关，高度离地宜为 1.00～1.20m，且宜在老年人主要活动区域的墙上加控制开关板。采用一灯多控或多灯一控的方式，但不要太复杂，避免老年人由于行走不便和记忆力下降而不能很好地控制灯光的强弱。老年人居室夜间通向卫生间的走道，在其邻墙离地高 0.4m 处宜设灯光照明，以便增加夜间行走的安全感等。

老年人对色差的识别能力减弱，对于色调较接近的色彩如红色和橙色、蓝色和绿色区分能力减弱，选用显色性较好的光源有利于老年人对室内色彩的正确分辨。老年人的住宅及休闲场所，要针对不同的年龄段、行为模式、身体及视力的健康状况进行合理设计。如室内装饰要注意色彩的搭配,地板、家具等不宜用高反光材料,避免过多地应用黑色、深黄色,以免引起老年人心理的失落感,同时也要避免光滑表面所产生的反光(眩光)。应采用多光源照明来达到较高的照度,另外为增加照明的均匀性及避免眩光的产生,不宜采用单个过亮的灯光作为唯一的照明,特别是裸灯,所以要做好灯具的遮光处理。

三、增强对比敏感度

在日常生活中,人眼需要分辨边界清晰的物体,也需要分辨边界模糊的物体,后一种分辨能力则称为对比敏感度(contrast sensitivity,CS)。晶状体的调节力随着年龄的增长而下降,因此许多老年人对生活及工作环境的对比和细节不能作出快速的分辨。即便他们有较好视力,然而在光线较暗时,即对比度较差的情况下,就难以辨别目标,这对于老年低视力病人就更加困难。所以对于低视力的老年病人来说,增强对比度就显得尤为重要。随着年龄的增加,对比敏感度的衰减速度也加快。研究表明60岁老年人要与20岁年轻人保持同样的可见度时,需要的对比度是年轻人的两倍。

既然对比敏感度如此重要,那么如何才能增加对比敏感度呢?可以通过以下方法,例如增加光照度、选择高对比度的阅读材料、电子辅助装置(如CCTV)、通过复印的方法将低对比度的阅读材料转化为高对比度的阅读材料、应用电脑打印出增强对比的阅读材料等。

近些年有色镜片在AMD病人中的使用已经逐步开展。耐磨的黄色和橙色镜片可以增加了对比敏感度,改善了病人对视觉功能的主观评价。黄色镜片的好处是选择性滤过和减少短波长的光进入眼睛,从而在观看蓝色背景对象(如天空)时提高对比敏感度。一项对AMD病人的研究证实,在450例病人阅读时使用黄色角膜变色过滤器(corneal color filter,CCF),对比灰色的中性密度过滤器,可以增加5%的阅读速度。过滤器筛选获得的个人使用直观的色度和明确的过滤器,虽然使得有些病人取得10%~15%阅读速度的提高,但是目前不同的过滤器评估还需进行进一步研究。改善照明设施水平,在大幅增加照明的条件下也可以提高病人视觉质量,阅读速度可以得到明显改善。

增强对比敏感度不仅可以改善阅读速度和写作能力,还可以极大地满足老年低视力病人生活视功能的要求,提高病人视觉质量。例如用白色杯子喝咖啡、用暗色杯子喝牛奶、在暗色的盘中进食浅色的食物,以及胸前放置暗色手巾对着镜子梳理白头发等来增加对比度,这些方法都可以给低视力病人带来生活上的方便。

四、控制眩光

随着年龄增长,老年人的角膜、晶状体的透明度下降,玻璃体液化甚至脱离都会引起光线散射,使视网膜成像的对比度下降,产生眩光从而导致视功能的下降。因此老年低视力病人如何避免眩光的干扰成为关注的焦点。

老年低视力病人需要通过一些方法来减少眩光造成的影响,例如较适宜的照明和光亮度,可以避免眩光的干扰。另外,配戴滤光镜即防眩光眼镜,可屏蔽有害的阳光,滤除表面反光,增加对比度,协助配戴者在不同照明光环境下的转换,对老年人及老年低视力病人十分有效(表6-4)。眩光随光线入射角的变小而减弱,并与离眼距离的平方成反比。眩光产生后,老年人比起年轻人的恢复时间也较长。例如,用裂隙灯检查后,看近视力表,老年人相对于年轻人则需要较长的恢复时间才能看清楚原来的视标。所以,老年低视力病人在户外时应该配戴滤光眼镜(根据条件选择波长不同、颜色各异的镜片)来控制投射入眼内的光线数量,同时滤光眼镜可以吸收光谱末端的蓝光来增加对比敏感度以降低眩光,进而改善低视力病人的视功能。

笔记

表 6-4　推荐滤光眼镜

眼病名称	滤光镜选择
白内障初期	511nm、527nm、550Tnm
术后无晶体眼	527nm
玻璃体混浊	511nm
青光眼	511nm
无虹膜或瞳孔开大	550nm
视网膜色素变性	550Tnm

眩光对于户外运动的低视力老年人具有较大危害性,也可以通过光学的方法来减少眩光。有色滤光眼镜通过减少投射进入眼球的光线总量来控制眩光,而不降低视力。此外,在户外运动时可加用护目镜或深琥珀色镜片来帮助消除眩光。一般不建议配戴深色的镜片,因为它不仅阻断了眩光,而且还阻断了视觉所需要的光线,所以不能改善视力损伤者的症状。眼镜不透明的侧面挡板也同样起到控制眩光的作用。极化的镜片可以减少由于平面反射(如公路路面或者水面的光线反射)所致的眩光。

五、使用光学及电子助视器

对于老年低视力病人来说,利用各种光学及电子助视设备来辨认近处或者远处的标识是非常必要的。在做近距离的阅读和观察精细部位时需要借助设备将其放大。同样,看远距离的物体,如辨认公共路牌时,放大设备也极其重要。对那些视力存在暗点的病人,在确定其有放大需要之后,病人首先应接受视功能康复训练,这样才能确定他们的优先的视网膜注视点(preferred retinal loci, PRL)的位置,进而选择恰当的放大设备。

老年病人对近距离放大的需要比对远距离放大的需要多,因此他们常选用眼镜式近用助视器,即应用高度数的凸透镜片来放大物像,但由于屈光度数越高,阅读距离越短,就越易遮挡光线,所以可以通过增加光线亮度,改变光线入射角度等方式来调整。眼镜式近用助视器的优点是由于病人的双手双眼自由使用,可以让病人手眼协调。缺点在于镜片如超过 +10.0D 或 +12.0D,则常常难以达到双眼同时视,只能用单眼看目标,而大于 +14D 的病人只能在视力较好眼配戴凸透镜;而且固定的光学中心可能降低旁中心注视的效果,视野范围较为局限。手持放大镜也是老年病人所乐意选用的。手持放大镜的屈光度在 +4D~+68D 之间,便于购物、阅读刻度盘和标签、识别货币等。有些老年低视力病人常同时使用手持放大镜和阅读眼镜来放大印刷品字体。手持放大镜的优点是携带方便;缺点在于由于必须维持在正确的焦点距离才能获得最大的放大倍数,病人需要变换体位且对于有手颤或关节僵硬症状的病人不合适。带有支架的放大镜因为携带不方便常常被老年低视力病人放在家中用于阅读。目前光学助视器常放置内嵌式光源来提高照度,特别是如今新的冷光源,如 LED 灯等。

远距离放大可通过靠近物体去观察或者使用望远装置来完成。单筒望远镜有助于短期观察远处的目标点,而标准的双目望远镜必要时可安装在眼镜上,在不使用双手时连续观看,也是老年低视力病人最易于接受的,这样可用以看清电视屏幕,且不必用手拿,2.5 倍双眼望远镜提供的视野接近 15°~ 20°。手持望远镜通常是单筒的,便于携带外出,有 2.5、4 和 6 倍等,根据不同视力要求选用,可用来看清路标和门牌号、识别公共汽车路线等,但需要寻找目标点后放大注视。而望远镜式助视器的优点是能使远处目标放大;缺点是视野明显缩小,景深短,不便在走路的同时使用。远用助视器应在静止状态下,用于短时间间歇性看远、中距离目标。北京同仁医院对 77 例 65 岁及以上初诊的老年低视力病人进行分析,其

笔记

中 18 例（23%）配用远用望远镜，32 例（42%）配用近用眼镜助视器，取得较满意的效果。

电子助视器，如闭路电视助视器，特别是手持电子助视器能使老年低视力病人保持自然阅读姿势的装置。各种电子助视器是可以最大限度地提高对比度，并在高倍放大下实现双眼视的装置；同时允许书写和打字，观看的范围较常规的光学放大装置更广。由于其阅读速度加快，可以连续阅读文章；并容易调节放大的倍数及背景；其设备的人性化设计，深受老年低视力病人欢迎。电子助视器价格较贵，并且需要进行特殊的定位和训练。

现在针对中心视野损害，学者们提出一种新的助视器——头戴显示器系统（head mounted displays，HMD）。该系统利用扫描视和注视的原理，不仅具有较高的分辨力，而且可以提供宽广的视野（大约 180°）。由于技术的发展和费用的降低，HMD 可以取代传统用于康复中心视野、管状视野的三棱镜及 Amorphic 镜（一种头戴倒置望远镜或称变形镜）来扩大视野、增加分辨力。植入性微型助视器是年龄相关性黄斑变性病人的助视新选择，其原理在于把助视器设计成类似人工晶状体的款式植入瞳孔区，但其安全性仍需长时间随访。而 Fernando 提出的利用丢弃的一次性的照相机的取景器作为助视器来用于视野缩小的管状视野病人，其实用性和免费的特点深受病人喜欢，其光学性能好，可以用来作为中心视野或双光学视野扩大器。随着人民经济和生活水平的提高，将有越来越多的老年低视力病人也能使用各种电子助视器。

许多人往往把低视力康复认为是助视器的验配发放，其实指导低视力病人熟练使用助视器来提高他们的视功能才是低视力康复的重要措施。不管是在光学还是电子放大设备的选择过程中，某一特定工作可能会有多种适合的装置，因此让病人了解有多种治疗上的选择和替代方法是非常重要的，这样有利于对病人进行个体化的治疗，选择最适合每位病人的注视装置，提高其视功能。一旦病人选择使用某种放大装置，就应当为其提供相应的训练，以便让病人恰当地使用该种设备。与此同时，提供必要的随诊来评估装置是否能够发挥作用也是非常重要的。

六、确定暗点和旁中心注视的训练

多数老年低视力病人由于其之前在具有正常视力条件下生活了很多年，突然转变为在低视力状况下生活，对于这些老年病人来说有些难以接受。这要求病人将注意力从那些看不见的细节转移到需要看的目标上。目前普遍认为，当黄斑部出现功能低下时，视觉系统便选择周边视网膜部位而能使视觉的执行最佳化。中心视力受损的病人可从有效地使用视网膜上替代的、仅次于黄斑注视的优先的视网膜注视点（PRL）得到更好的视功能。目前发现有中心暗点的大部分病人有下方视野或左侧视野 PRL，其中 39% 有下方视野 PRL，33.7% 有左侧视野 PRL。在地图性萎缩的（干性）AMD 病人中发现，63% 建立了旁中心 PRL，并且都是左侧 PRL。而利用 PRL 阅读，阅读速度也显著增加。PRL 常出现在年龄相关性黄斑变性及其他黄斑受损的病人，是中心视力缺损病人取得视功能康复的重要解剖位置。只有少部分病人自身能够找到 PRL，并且自然地使用它。大多数病人并不能自然地发现并合理利用 PRL，因此需要对这些病人进行康复训练。在暗点和 PRL 的确定上，国外多采用激光扫描检眼镜（scanning laser ophthalmoscope，SLO）和微视野计 MP-1 来检测；也可以用 MAIA 微视野计来确定 PRL 及训练。在缺少上述设备时，可以采用绘制暗点图的方法，尤其是视野屏测试法。

黄斑病变的中心视力受损病人可以通过扫视和特定眼球运动定位来利用 PRL 进行注视，同时训练培养自身的手眼协调能力。在 PRL 确定之初，一些病人的选择可能是很不明确的，需要进行连续不断的康复训练才能形成稳定的 PRL。另外可以通过配戴三棱镜使投影转换投射在视网膜其他点上，以此来确定 PRL，提高功能性视力，甚至视功能（包括中心视力和周边视力）。这种方法可以在不改变病人固视习惯的基础上，通过棱镜的折光效应使入射光线集中投射于 PRL 区域，形成清晰的图像。相对于前一种方法，这种方法更加节省时间，大多数病人的接受度良好且易形成稳定的 PRL 注视区。

而在眼部疾病、外伤、肿物及血管疾病导致的视野周边缺损的康复中，棱镜助视器是重要的康复工具。不仅低视力病人的对比敏感度提高，而且视功能也明显提高。Fresnel 棱镜是装配在矫正眼镜上，目的是当视野损害的老年低视力病人通过棱镜进行扫描视时把周边的目标变为注视区，加强病人行走中的独立性和安全性。配戴棱镜后会产生视物模糊、移位、混淆视和复视等困难，病人应该训练静止时观察动态物体及在运动中观察物体变化，学会如何定向行走。

七、选择非光学的适应性装置

老年低视力病人日常生活中的康复与非光学的适应性装置密不可分。目前，国内外都可以通过网上购买的方式为低视力病人提供非光学的适应性装置，帮助他们的日常生活活动。这些设备包括印刷大号字体的报纸、书刊、支票和键盘、带激光的剪刀、阅读裂口器、阅读架、带黑线条的书写纸张、大字钟表、会报时的钟表、语音血压计、标签笔、电饭煲和微波炉、可触摸尖端的笔、盲用专业点显设备以及便于倾倒液体的液平指示器、穿针引线器等。例如，杯中放入的报警器会在水倒入杯中即将溢出时发出警报，病人利用听觉来确定水的容量；病人可利用设有固定剂量控制按键的容器，控制用量；利用语音寻物器，可以帮助病人寻找到所需物品；利用可凝固的塑料胶粘贴在微波炉或者洗衣机等电器的按钮旁，可以让病人结合触觉来辨认按键。这些年来导盲犬的使用越来越频繁，并且取得了很好的效果。狗是很聪明的动物，它们不仅可以给低视力病人出行带来方便，当狗与主人成为朋友时，对培养低视力病人积极乐观的生活态度也起到一部分心理治疗的效果。

随着计算机技术的高速发展，计算机软件不断优化，出现了可用作助视器的计算机，不但用于常规的印刷材料阅读，也可以帮助浏览互联网；也可以有语音输出、屏幕阅读软件、文字显示；还可以通过扫描仪、CD-ROM 和互联网获得的大量信息储存；也可利用物联网帮助低视力病人智能化的识别和定位。缺点在于硬件和软件更新换代迅速，价格昂贵。当今高像素复印系统打印机、文字识别语音系统和屏幕扩大软件程序等高科技设备的运用也丰富了非光学的适应性训练手段，使更多的低视力病人能够拥有更多更好的康复手段。

而家庭中的非光学的适应性装置还包括家庭装修、照明、厨房及洗手间设置等，这些日常生活装置有助于家属或康复工作者对老年低视力病人自我照顾能力的提高。

八、日常活动的适应性训练

老年低视力病人日常活动的适应性训练需要专业的低视力康复工作者的协助，更需要医生、康复工作者和病人及其家属的配合来共同完成。应该根据不同病人的不同病因、不同损伤程度以及他们的具体需求提供个体化的视功能康复训练，要用以人为本的整体观帮助病人进行日常活动的训练。

老年低视力病人有其独有的特点。从心理层面来看，许多老年人认为视力下降是年老"必然"产生的现象，加上老年人对康复要求不高甚至拒绝治疗与康复，这更增加老人的孤独感。从生理层面来看，不少老年病人除了视功能减退外，还常伴其他全身性系统疾病，如心血管、神经系统及关节炎等严重疾患。如果老人再合并患有听力障碍，则会让他们失去独立生活的能力，生存质量明显降低。

因此，医生及康复工作者不仅要在医院内对老年低视力病人及家属进行日常活动的指导，而且还要能够随访进行家庭指导。主要目的是为了了解及观察低视力病人在日常生活

笔记

中如何利用残余视力，以便及时发现并帮助解决病人遇到的问题。其中，阅读困难是许多老年低视力病人的主要障碍，如果阅读能力受到严重影响，会使老年病人的日常生活变得枯燥。由于日常生活中许多的印刷字体都偏小、对比敏感度较低，使低视力病人阅读起来非常慢且费劲。因此，适当运用更大倍数光学或电子助视器、通过照明及变换不同背景来提高对比敏感度，对于提高低视力病人的阅读能力是有益的。另外，对于双眼视力不等的病人，过去认为视力较好的眼所获取的图像往往可以主导双眼视觉而不会使病人感觉不适。但有研究报道，这种双眼视力的不等可能会引起双眼视觉竞争而使病人阅读时容易走神或者感觉文字堆积在一块（视混淆）。对于这类病人，在低视力康复过程的初期可以允许病人阅读时遮盖视力较差的眼，并使用合适的助视器来提高其阅读能力。在接受适当的训练后，低视力病人可以逐渐适应双眼的视物不同而不需要遮盖单眼来阅读。

低视力病人的日常活动训练最好由家属陪同，让家属了解病人的需要及如何进行训练，在病人日常生活中，家属常常可以帮助病人进行训练。这些培训可以包括烹调、清洗、装饰、购物和室外及室内安全行走。医生和康复工作者要做到家庭定期随访，随访的内容包括病人家中的装修装饰，了解病人家中地面是否平整、有无障碍物、有无台阶等、墙壁颜色、座椅的设置和颜色的搭配，甚至包括注意电器插头、开关有无触电危险等。对一般无特殊要求的老年低视力病人，至少要让他们能够观看电视节目和阅读，以提高生活质量。这些培训在国外通常由职业治疗师进行，而在我国目前仍由医院的眼科医生和康复工作者来教育完成。老年人可能很难将门诊中所学到的技能应用到家庭环境中去，因此门诊指导和家访在视力康复治疗中是非常重要的。对老年低视力病人来说，适应居住环境以保证安全和改善日常活动是非常重要的，避免因为视功能下降而造成功能和精神方面问题。这些广泛的日常活动适应性训练将为广大的低视力病人带来更多的益处。

九、定向及行走康复训练

定向（orientation）和行走（mobility）的能力与老年低视力病人生存质量的提高具有密切的关系。多数老年低视力病人已有一定视觉经验及阅历，比较容易掌握定向行走；但其身体运动机能减退的影响会给定向行走带来困难，容易在行走过程出现跌倒。因此，除了定向与行走涉及的概念准备、感觉训练、行前准备的心理及步态训练之外，对老年低视力病人进行肢体机能状态评估及训练，预防跌倒及跌倒救助措施也是必要的行前准备。救助的方式除了向周边人群求助之外，还可以使用具有通信及定位功能的可穿戴智能设备如智能手环，以便于发生意外时与救助人员或医疗机构快捷地联系及定位。

行走训练主要有随行技巧、独行技巧及盲杖使用 3 个方面的内容。盲杖是让低视力病人的手臂触觉延长，使他们能了解自己身体周围环境的情况。部分老年低视力病人习惯将盲杖用来替代助行拐杖，其实大部分盲杖并不适合替代助行拐杖的功能，反而容易造成老年低视力病人的跌倒，因此视力障碍病人应该对盲杖的知识有所了解，包括盲杖的种类、结构、长度、重量、强度及传导性等方面的知识。老年低视力病人选择盲杖时，要经过专业的评估，选择适合自身功能情况的盲杖，提高盲杖的使用效率，降低跌倒的风险。

十、环境改造与预防跌倒

环境改造能有效地预防及降低老年低视力病人跌倒的风险。大多数家庭环境存在潜在危险，约有 50%～60% 老年人在家中或家庭外附近的周边环境有跌倒或绊倒的发生，因此需要专业人员对老年低视力病人家庭与家庭外附近的周边环境进行评估，提出改善家庭环境的措施及周边出行的方法（表6-5）。

视力障碍是老人跌倒的重要因素，但不是唯一因素，因此预防跌倒的干预措施应该是

笔记

多方面的,如改善肌肉力量、灵活性、协调性以及身体平衡性等可以减少跌倒的风险。另外老年人适当补充维生素 D 及钙制剂,减少服用镇静剂,及时矫正屈光不正及治疗白内障等可治疗的眼病,能明显降低老年人跌倒的风险。

表6-5　家庭环境改变可降低跌倒的风险性

地板	1. 避免磨光及弄湿的地板 2. 应用防滑表面的地板 3. 应用防滑的地板蜡 4. 避免用厚或有图案的地毯 5. 推荐在地毯边缘部使用双面胶带
墙壁	添加墙壁上扶手,特别在浴室,门厅,楼梯的墙壁上,扶手高度合适,应为圆形,色彩对比鲜明
照明	1. 照明强度应增加2~3倍,特别在浴室及楼梯处 2. 应用全光谱荧光灯 3. 为了安全应安装夜间照明灯和床头灯 4. 安装容易找到的开关(易于发现,对比鲜明的颜色,压力敏感) 5. 安装自动开启计时器 6. 使用塑料遮阳窗帘避免眩光
桌子	1. 桌子要稳固 2. 用防滑台面的桌子 3. 避免应用玻璃面或镜面的桌子 4. 设置颜色鲜明的防撞角或防撞条
椅子	1. 高度适合于使用者的身高 2. 椅子扶手高度合适,双脚可成90°,稳定在地面上 3. 扶手要合适,离座位约18cm 4. 椅子要坚固
浴室	1. 应用牢固固定的扶手 2. 应用乙烯基材料,色彩对比鲜明及固定牢固的可调节马桶 3. 在浴缸或淋浴使用防滑条 4. 安装皂液器 5. 安手持淋浴软管
床	1. 高度要合适 2. 如果有滑轮应锁住或用无滑轮的固定床腿
楼梯	1. 添加滑轨装置 2. 楼梯面防滑 3. 楼梯边缘处要有标记 4. 滑轮磨损要及时更换

十一、心理康复

心理康复是老年低视力病人康复的重要环节之一。视觉障碍与其他障碍比较起来,在心理上的适应更困难。由于大部分老年低视力病人有过健全的视觉经验,重新接受并适应现存的视功能状态尤为不易。部分老年低视力病人不接受自身视功能损害的现状,迫切想恢复以往的视觉状态而不断寻求医疗上的帮助,拒绝可提高其功能性视力的康复服务。由于眼病的治疗不能达到预期效果的落差常常引起老年低视力病人过分的焦虑及不安,而忽视如何去应用现存视功能适应生活。

在老年低视力人群中常常合并有抑郁症,他们在机体功能、社会参与和健康状况方面

笔记

明显较差。医生和康复工作者面对老年低视力病人时要注意观察病人的精神状态；通过与病人直接沟通、病人家属交谈及心理问卷调查等形式，收集病人的心理状况信息，掌握其心理活动，及时与相关专业人员进行沟通，必要时给予转诊。因此，邀请心理治疗师和精神科医生进入低视力康复指导团队是非常必要的。

十二、工作训练和社区康复

老年低视力病人特别是伴有其他慢性疾病的病人，日常生活将变得更加艰难，工作更是不太可能。因此对于那些尚需要工作的老年低视力病人必须进行必要的工作训练，包括一些基本技能的训练和一些特殊培训，例如烹调、清洗、使用一些简单的仪器设备等。这就要求低视力康复的团队应当向他们提供个性化的培训，以便解决这些病人各自的特殊工作要求。对中国等发展中国家而言，低视力康复工作仅处于起步阶段，还没有形成一个完善的低视力康复服务体系。这就需要政府部门，特别是残联的康复部门和卫生主管部门加强对各种低视力康复工作者的培训，加大对低视力康复工作和相关研究的资金投入等。

目前，社区康复事业正在中国蓬勃开展，特别是低视力康复工作已经逐渐进入正轨。社区康复是指社区在发展的同时，要达到为所有残障人士提供康复、公平的机会进而使其与社会融合的目的。社区康复的实施需要有残障人自身、家属以及相关的卫生、教育、职业和社会服务等方面机构的共同参与。包括医生在内的康复工作者和社会工作者需要定期对低视力病人进行家庭随访，给予病人合理的生活和工作建议，帮助其解决实际问题，了解其心理需求及变化，从以人为本的角度去关心爱护他们，并为他们提供低视力康复训练。低视力病人也需要定期到医院及低视力康复部门复诊，以便医生和康复师们监控低视力病人的康复情况。同时，低视力病人还应积极调整心理状态，配合及调整康复措施，以便达到更满意的效果。眼科医生和各种康复工作者及全社会都应该共同努力发展低视力康复工作。

（赵 军 胡建民）

二维码6-1
扫一扫，测一测

参 考 文 献

1. 孙葆忱，胡爱莲. 临床低视力学. 北京：人民卫生出版社，2013

2. 雷少波，唐罗牛. 微视野检查的临床应用进展. 国际眼科杂志，2007，7（6）：1689-1691

3. 孙葆忱. 视功能与功能性视力. 中国康复，2007，22（4）：278-279

4. 孙葆忱. 低视力患者生存质量与康复. 北京：人民卫生出版社，2009

5. 吴淑英，颜华，史秀茹. 老年人视觉与照明光环境的关系. 中华眼视光学与视觉科学杂志，2004，6（1）：56-58

6. Colenbrander A，Goodwin L，Fletcher DC. Vision rehabilitation and AMD. Int OphthalmolClin，2007，47（1）：139-148

7. Barbara Brown. The Low Vision Handbook for Eyecare Professionals. 2nd ed，New Jersey：Slade Inc，2007

8. 陈建华，徐亮，胡爱莲，等. 北京市城乡限定人群低视力与盲的患病率及其病因的调查. 中华医学杂志，2003，83（16）：1413-1418

9. Amanda Hall Lueck，编著. 林弘娟，译. 功能性视觉：实务工作者评估与介入指南. 台北：爱盲基金会，2012

10. Wolffsohn JS，Cochrane AL. Design of the low vision quality-of-life questionnaire（LVQOL）and measuring the outcome of low-vision rehabilitation. Am J Ophthalmol，2000，130（6）：793-802

笔记

11. Morales MU，Saker S，Mehta RL，et.al. Preferred retinal locus profile during prolonged fixation attempts. Can J Ophthalmol, 2013，48（5）：368-374

12. Resnikoff S，Pascolini D，Etya'Ale D，et al. Global data on visual impairment in the year 2002. Bulletin of the World Health Organization，2004，82（11）：844-851

第七章

低视力与其他身心障碍

本章学习要点

- 掌握：低视力合并听力障碍的常见疾病以及临床特点，低视力合并听力复合障碍的处理原则；低视力合并智力障碍的常见疾病以及临床特征，低视力合并智力复合障碍的处理原则。
- 熟悉：听力障碍和智力障碍的定义；低视力病人的心理特点，成人和小儿低视力心理康复方法。
- 了解：听力障碍的分类、分级标准及预防；智力障碍的分级标准及预防；与低视力者相处的注意事项。

关键词 低视力 听力障碍 智力障碍 心理康复

第一节 低视力与听力障碍

一、概述

听力障碍（dysaudia）是指听觉系统中的传音、感音以及对声音综合分析的各级神经中枢发生器质性或功能性异常，而导致听力出现不同程度的减退。听力的轻度减退称为重听，严重减退称为聋（deafness），在临床工作中通常将两者混同，皆称为聋。

据 1987 年第 1 次全国残疾人抽样调查数据显示，听力及语言障碍者约占调查总人数的 16.79‰，全国约有 1770 万人，位居 5 种残疾（分别为听力语言、智力、肢体、视力、精神）之首。2006 年第 2 次全国残疾人抽样调查中发现听力障碍者约有 2004 万，占我国残疾总人数的 24.16%，其中学龄前儿童远远超过 90 万人。有研究表明，目前我国听力障碍的数量每年还以新出生 3 万~4 万名聋儿的速度增加。我国实行"十年一度"人口普查政策，基于 2010 年第 6 次全国人口普查数据及第二次全国残疾人抽样调查，中国残疾人联合会推算并公布 2010 年末我国听力残疾人数已达 2054 万人。

随着科学的进步，目前已知的伴有眼病的听力障碍性疾病已达几十种。同时随着老龄化社会进程的加快，老年性聋病人呈激增态势。由于糖尿病和心血管疾病的发病率也在逐年递增，这些疾病除导致全身多系统受累外，也使得视觉和听觉相关疾病的发病率在逐渐增加。因此有必要对临床听力障碍的分类分级标准、常见的伴有眼疾的听力障碍性疾病及其康复和预防作简要介绍，以便能给这些病人及时提供合理的指导与建议。

笔记

二、听力障碍的分类与分级标准

（一）听力障碍的分类

1. 传导性聋　凡影响声波经外耳、中耳等传导路径的各种病变，均可引起传导性聋的发生，如外耳和中耳发育畸形、外耳道阻塞性疾病、中耳炎性或非炎性疾病、外伤性鼓膜穿孔、耳硬化症等疾病。

2. 感音神经性聋　凡直接影响内耳听觉末梢感受器、听神经传导路径和听中枢的各种病变，都可造成感音神经性聋，常见的疾病包括先天性聋、老年性聋、药物性聋、突发性耳聋、梅尼埃病、声损伤性聋、听神经病和中枢性聋等以及贫血、糖尿病、心血管疾病等全身性疾病所致的聋。

3. 混合性聋　凡同时存在传导性聋和感音神经性聋两种致聋因素，即称混合性聋。如慢性化脓性中耳炎、耳硬化症等疾病，若病变继续发展并影响耳蜗功能，即可转化为混合性聋。

（二）听力障碍的分级标准

以下为1997年世界卫生组织推荐的分级标准（表7-1）以及我国于2006年第二次全国残疾人抽样调查时所修订的听力障碍分级标准（表7-2）。

表7-1　WHO—1997听力障碍分级

分级	0.5、1、2、4kHz 听阈平均值	表现
0	≤25dB	没有或有很轻的听力问题，可听到耳语声
Ⅰ（轻度）	26～40dB	可听到或重复1m处的正常语音
Ⅱ（中度）	41～60dB	可听到或重复1m处提高了的语音
Ⅲ（重度）	61～80dB	当叫喊时，可听到某些词
Ⅳ（极重度，包括聋）	≥81dB	不能听到或听懂叫喊声

表7-2　中国—2006听力障碍分级

等级 （耳聋的程度）	好耳的平均听阈（dB） （0.5、1、2、4kHz）
一级	≥90
二级	81～90
三级	61～80
四级	41～60

三、伴有眼疾的听力障碍性疾病

（一）常见的伴有眼科疾病的耳聋综合征

1. Waardenburg 综合征（又称白额发综合征、听力 - 色素综合征）　是先天性聋中比较常见而典型的一种疾病，属常染色体显性遗传，占先天性聋的2%～3%。该病以非进行性感音神经性聋、皮肤局限性低色素（白化病）、白额发或早白发、虹膜异色为主要临床症状。眼部表现可为内眦间隔较宽，眉毛过度增长，两眉间趋向近于连接，睑裂小，睑板肥厚，扁平角膜，小角膜，小晶状体，晶状体缺损，晶状体前圆锥，晶状体前囊膜破裂，虹膜完全或部分缺损，视网膜与视神经发育不良，眼部白化病，小眼球，内斜视，弱视等。

2. Usher 综合征（又称耳聋视网膜色素变性综合征）　属常染色体隐性遗传性疾病，约占遗传性耳聋的10%。在盲、聋病人中的发病率高达50%，是耳聋儿童致盲的主要病因。其主要特点为进行性感音神经性聋伴视网膜色素变性，多具有Mondini畸形，听力损失自中

笔记

度至重度。某些人可有前庭病变,嗅觉丧失,失声,智力落后等。眼部因进行性视网膜色素变性而表现为一系列相关病变,如夜盲,色盲,暗适应差,视神经萎缩等。

3. Alport 综合征(又名家族性出血性肾炎、眼耳肾综合征) 属遗传异质性疾病,最常见遗传方式为 X 性连锁显性遗传,此方式的遗传家系中具有明显的男性比女性发病年龄早,男性病情重的特点。本病最早期和最常见的症状常是儿童期出现的无痛性血尿和蛋白尿,大多数病人表现为血尿、进行性肾功能减退;听力损伤多在 10 岁以后发生,为双侧对称性、先天性进行性感音神经性耳聋,伴前庭功能紊乱;眼部特征性改变为前圆锥晶状体和黄斑周围微粒改变,各种屈光异常,斜视,白内障,视网膜发育不全,点状视网膜病变,视网膜脱离,眼球震颤等。

4. Marfan 综合征(马方综合征) 属常染色体显性遗传的全身结缔组织病。该病可以是感音性聋,也可是传导性聋或混合性聋。大多数病人有四肢细长,身材瘦高,蜘蛛足样指,管状骨细长等骨骼异常,更严重的可以出现心血管系统异常,甚至发生死亡。眼部病症为晶状体异位,多为双眼对称性,可偏向各方向。此外,继发于晶状体半移位的虹膜震颤和虹膜前突亦常见,有时也可见瞳孔残膜甚至膜闭,虹膜异色或缺损;高度近视,散光,调节异常,色觉异常,眼球震颤;眼底病变可有脉络膜缺损,黄斑缺损,视神经缺损等。

5. Vogt-Koyanagi-Harada 综合征(Vogt 小柳原田综合征) 简称 VKH 综合征,该综合征与自身免疫相关,常有耳鸣、重听或聋。临床表现为神经系统症状出现在发病早期,偶有脑膜刺激征;皮肤损害有头发稀疏、白发、脱发、白斑(见于面部、躯干和四肢,前面与伸面较多)。眼部病症为睫毛、眉毛变白、脱落,弥漫性肉芽肿样全葡萄膜炎,并发性白内障,玻璃体混浊,视网膜炎,视盘水肿、充血,继发性青光眼,视网膜脱离,眼球萎缩等。

6. Refsum 综合征 为常染色体遗传性类脂质代谢缺陷病。全身表现有迟发进行性感音神经性聋,进行性共济失调,肌萎缩,外周性感觉丧失,皮肤鱼鳞癣,血浆中植酸钙镁水平提高。眼部常见病症有夜盲,视野向心性缩小,不典型的视网膜色素变性,视神经萎缩,眼球集合运动、瞳孔对光反射差,角膜混浊,白内障,玻璃体混浊,先天性上睑下垂,眼球震颤,进行性眼外肌麻痹等。

(二)感染性因素导致伴有眼疾的听力障碍

1. 结核 起病时常较为隐匿,早期表现为突发性流脓,同时伴有耳鸣和听力下降。如有骨质破坏,常累及内耳和面神经管而发生感音神经性聋或周围性面瘫。眼部除晶状体外,各组织均可累及,可表现为眼睑炎、泪腺炎、泡状结膜炎、角膜炎、巩膜炎、葡萄膜炎、视网膜静脉周围炎、神经炎、结核性眶骨膜炎等。

2. 风疹 系风疹病毒感染所致的急性传染性疾病,其症状严重程度取决于感染时间。若生后感染其症状多较轻,但若在孕期前 3 个月内母体感染风疹,则可引起胎儿多器官畸形(内耳、眼、心脏),在临床上称为"先天性风疹综合征"。此类型的聋是由于内耳发育障碍而导致听觉功能和前庭功能障碍。眼部病症常有先天性白内障,风疹性视网膜病变(视网膜后部常出现棕黄色色素沉着,细点状或斑纹状,大小不一,疏密不匀,散在性分布,互不融合)、视神经萎缩、青光眼等。

3. 流行性腮腺炎 由腮腺炎病毒引起的一种急性传染病,可并发感音神经性聋,以中度或重度、高频的听力损失为主,但患耳前庭功能多正常。眼部病症常见为儿童感染后出现眼睑水肿、充血,滤泡状结膜炎、上睑下垂或睑裂变窄,或可伴有急性泪腺炎。病程长者易发生角膜炎,虹膜睫状体炎,视网膜静脉充盈、迂曲甚至血管阻塞,罕见的有视乳头炎或球后视神经炎。妊娠期若患腮腺炎,婴儿可发生先天性白内障、眼球震颤、视神经萎缩和视网膜病变等。

4. 梅毒螺旋体 感染梅毒螺旋体后会出现 Hutchinson 综合征(又名先天性梅毒三联

笔记

征），即基质性角膜炎、梅毒性迷路炎和半月形门齿。眼部常见病症：若为先天性梅毒，眼部常见病症为基质性角膜炎及脉络膜视网膜炎，若为后天性梅毒，早期可表现为接触部位的皮肤或黏膜的硬性下疳，眼睑、结膜偶有下疳发生；二期梅毒可出现乳头性结膜炎、虹膜睫状体炎、视网膜脉络膜炎；三期梅毒为神经梅毒，可出现 Argyll-Robertson 瞳孔（表现为两侧瞳孔缩小，大小不等，边缘不整，光反射消失而调节反射存在）。20% 可伴有原发性视神经萎缩，脑膜血管梅毒多损害颅底部脑膜，可引起眼球运动神经（第Ⅲ、Ⅳ对脑神经）麻痹、视神经炎和继发性视神经萎缩。

5. 莱姆病（Lyme 病） 是一种革兰阴性螺旋体所感染的蜱再传播给人体的一种感染性疾病，因侵犯耳蜗神经而致聋。该病以皮肤游走性红斑最为常见，神经系统损害以脑脊髓膜炎、脑实质炎、脑神经炎、感觉和运动神经炎最常见，同时伴有心脏、关节、肝脏等脏器损害。眼部病症有滤泡性结膜炎，角膜炎，脉络膜炎，葡萄膜炎，中心性浆液性视网膜脉络膜病变，视神经乳头水肿，缺血性视神经病变等。

6. 艾滋病（acquired immune deficiency syndrome，AIDS） 是由 HIV 感染所致的传染病，因病毒对 CD4$^+$ 淋巴细胞高亲和力，临床上表现为全身衰竭和免疫功能低下所致的一系列机遇性感染和肿瘤。本病可侵犯外耳、中耳和内耳，耳廓可出现 Kaposi 肉瘤，外耳道常出现无痛性结节或肿块，中耳积液中可分离出 HIV。HIV 若直接侵犯听神经，可导致听力严重障碍，甚至完全丧失。眼部病症有视网膜絮状白斑，巨细胞病毒性视网膜炎，结膜炎，角、巩膜炎，虹膜睫状体炎，脉络膜肉芽肿，眼睑穹隆部结膜，泪囊及眼眶 Kaposi 肉瘤，视网膜脱离，青光眼等。

（三）年龄因素导致视、听觉功能障碍

随着年龄的增长，身体的不同器官和组织功能有不同程度的缓进性减退，如听觉系统、视觉系统出现听力减退、视力下降。老年性聋和视力下降虽属生理现象，但也存在一些可加速其发展的体内、外因素，如心血管疾病、高血压、高脂血症、糖尿病、情绪紧张、环境等。随着年龄增长而出现的听觉、视觉功能障碍性疾病有老年性聋、老年性白内障和老视。

60 岁以上老年人出现双侧无诱因进行性感音神经性聋可以诊断为老年性聋。老年性白内障（又称年龄相关性白内障）是晶状体老化后的退行性变，多见于 50 岁以上的中、老年人，随着年龄增加其发病率升高，80 岁以上者，其白内障的患病率达 100%。而老视在 40～45 岁时开始，因晶状体随着年龄增长逐渐硬化，睫状肌功能逐渐减退，从而引起眼的调节功能下降，出现近视力下降。

老年性聋的不可逆转性使其预防显得尤为重要，应注意避免噪声刺激，调节精神心理状况、调整饮食（特别是高脂饮食）、积极治疗身体其他疾病，必要时使用助听器是康复的重要手段之一。对于年龄相关性白内障的预防，应该减少眼部紫外线的照射，注意营养均衡及积极治疗全身疾病，以预防或延缓白内障的出现。

（四）内科疾病引起的视、听觉功能障碍

全身许多系统和器官的慢性疾病都可间接引起感音神经性聋，并且尤为重要的是听力损害或视觉损害的症状往往会被慢性疾病所致的全身症状所掩盖，因而容易被忽视。目前临床上最常引起视觉和听觉障碍的疾病主要有糖尿病和脑血管疾病，其中以糖尿病致聋和致盲比例最高。据最新调查显示，我国城市人口中成年人糖尿病发病率已达 9.7%，糖尿病病人聋的发病率在 30%～50% 之间。

糖尿病是因胰岛素分泌不足或胰岛素作用障碍引起的以糖代谢紊乱、血糖增高和蛋白质、脂肪代谢异常等因素导致的慢性疾病。糖尿病致聋及致盲的机制与多因素有关，包括糖尿病引起的周围神经病变直接引起神经损伤、微血管病变致感觉器官缺血、年龄因素等。糖尿病病人主要表现为以高频听力下降为主、双侧对称的感音神经性耳聋。

糖尿病引起的眼部并发症以晶状体和视网膜病变最为常见，且与病程长短有密切关系，

笔记

糖尿病发病后 20 年,几乎所有病人都有眼部并发症。眼部病症主要有结膜血管异常、角膜感觉减退、虹膜新生血管、白内障、糖尿病性视网膜病变、缺血性视神经病变、眼外肌麻痹、调节障碍、视神经萎缩、屈光不正等。

由于糖尿病引起的听觉和视觉损害多为不可逆性,所以对糖尿病做到预防与治疗并重的同时,应积极防止相关并发症的发生。治疗原则应以改善微循环为主,对于严重的聋者应采用听觉放大装置如助听器等。

四、视力和听力复合障碍的处理

对于伴有低视力的听力障碍者而言,在诊断和康复过程中一定要充分地依靠病人家属,首先取得他们的信任和支持,共同康复视觉和听觉,最大限度地减少因多感觉障碍带来的困难,使病人也能融入主流社会。

1. 确定视觉障碍伴有听力障碍的技巧　当病人同时存在听力和视力障碍的疾病时,病史的询问非常重要,尤其当病人否认自己听力有问题,但又出现下列一些情况时,医生应该考虑到病人的听力可能已经存在缺陷或困难。

(1)交谈时经常打岔,埋怨别人讲话含糊不清或理解错误。

(2)病人喜欢坐在椅子的前沿听医生讲话,或将手掌贴近耳朵。

(3)不能准确判断声源方向。

当眼科医师发现病人可能存在听力问题时,应该建议病人到耳鼻咽喉科做进一步的检查与测试。

2. 复合障碍的处理原则

(1)明确多感觉障碍者中枢神经系统的功能是否正常,是否具备与普通人交往的可能。

(2)耳科、眼科医师应与听力学和视光学工作者密切配合,明确诊断并制订治疗和康复计划,最大限度地改善因为复合障碍带来的负面影响。如在听力和视力障碍治疗时,药物、手术等治疗手段无法达到理想的预期,可尽早选用助听器或者助视器进行治疗。

(3)调动病人的所有感觉器官,采取多重组合训练的模式,最大化地优化人体潜能。如指导他们借助残余的视觉功能进行听力及语言康复。

(4)个性化地制订具体的进度计划与目标,并有坚持长期训练的信念,根据具体问题及时调整训练方法和计划。

(5)动员病人周边的人员共同参与病人的康复工作。

五、听力障碍的预防

听力障碍是人群中发病率较高的一种疾病,我国卫生与计划生育委员会已将听力障碍列为全国三大残疾之一。随着社会的日益发展和科学的不断进步,听力障碍的防治已经在许多方面取得了进步,但由于环境及遗传等因素的影响,其发病率仍无显著性下降。因此,听力障碍的防治任务依然艰巨,必须引起全社会的重视。

在胎儿期,应加强孕妇保健工作,积极进行有必要的耳聋基因筛查,预防胎儿感染,一旦出现感染要及时治疗,用药时禁用耳毒性药物,防止孕妇服用过多的镇静催眠药物。

在新生儿期,引产时外伤、各种原因的缺氧、新生儿黄疸、高胆红素血症等极易引起感音神经性聋。因此,对这些疾病的早预防、早诊断、早治疗是防治听力障碍的重要环节。

在儿童期,以小儿分泌性中耳炎导致的传导性聋以及由于腮腺炎、高热等疾病导致的感音神经性聋最为常见,还有因使用氨基糖苷类抗生素治疗所导致的药物性耳聋,所以预防感染、科学用药是重要的防治听力障碍措施。

面对日益增多的听力障碍病人,除了采取必要的医疗、康复措施外,积极开展婴幼儿听

笔记

力筛查,普及和宣传听力保健知识,重视流行病学调查,开展听力障碍宣传咨询,加强医学监护和科学用药,是预防听力障碍的关键。我国已经将新生儿听力筛查列入新生儿疾病筛查项目,我国卫生与计划生育委员会要求有条件的地方对新生儿普遍筛查;不具备条件的地方根据当地情况,至少对听力障碍的高危新生儿进行筛查。

第二节 低视力与智力障碍

一、概述

智力障碍(intellectual disability,ID)又称智力落后、智力残疾、弱智、精神发育迟滞等,是指由多种原因引起的以智力低下和社会适应困难为主要临床特征的一组综合征。包括智力发育期间(18岁之前)由于各种有害因素导致的精神发育不全,或者智力发育成熟后由于各种有害因素所致的智力损害和智力明显衰退。1992年美国智力障碍学会(American Association on Mental Retardation,AAMR)对智力障碍的定义包括以下3项条件:

1. 智力障碍是指智力显著低于平均智力水平。

2. 同时伴有下列各项适应行为中两种或两种以上的局限:①沟通;②自我照顾;③居家生活;④社交技能;⑤社区利用;⑥自我指导;⑦健康安全;⑧功能性学科能力;⑨休闲娱乐;⑩工作。

3. 智力障碍一般发生在18周岁以前。

根据1987年第1次全国残疾人抽样调查结果显示,我国的智力障碍者占残疾人总数的9.65‰,估计全国约有1017万人。2003年12月中国残疾人联合会等有关部门公布的抽样调查结果显示,全国0～6岁残疾儿童现患率为1.362%,约有139.5万人,其中智力障碍所占比例最高,约占54.21%。2006年第2次全国残疾人抽样调查结果表明,我国智力障碍人数达到554万人,此数据尚未包含多重残疾里的智力障碍病人。

研究表明,在智力障碍病人中,视觉功能异常的发生率较一般普通人高,其中约50%病人有高度的屈光不正,另外脑瘫、唐氏综合征、脑部其他疾病等使智力受损的同时,也可引起视力障碍。对这些智力障碍合并视力障碍的病人,由于对他们的眼部检查过程以及保健和康复工作比单纯视力障碍个体的处理要复杂许多,因此,眼科医生和低视力工作者有必要学习智力障碍有关的基本知识。

二、智力障碍的分类与分级标准

智力障碍病人之间有明显的个体差异,在临床上可用智商来表示他们之间的差异。智商(intelligence quotient,IQ)=(智力年龄/实际年龄)×100,它是测量个体智力发展水平的一个指标,不同的智力测定方法有不同的IQ值。美国智力障碍学会(AAMR)依据智商水平,将智力障碍分为4类:轻度智力障碍、中度智力障碍、重度智力障碍、极重度智力障碍(表7-3)。

表7-3 AAMR智力障碍分级

智力障碍等级	标准差范围	智商(IQ)	
		比内-西蒙量表	韦氏量表
轻度	−3.00～−2.01	67～52	69～55
中度	−4.00～−3.01	51～36	54～40
重度	−5.00～−4.01	35～20	39～25
极重度	−5.00以下	<20	<25

笔记

我国现行的残疾分级标准于2006年第二次全国残疾人抽样调查所制定,将智力障碍分为4级(表7-4):

表7-4 我国智力障碍分级

级别	发展商(DQ)0～6岁	智商(IQ)7岁以上	适应行为
一级	≤25	<20	极重度
二级	26～39	20～34	重度
三级	40～54	35～49	中度
四级	55～75	50～69	轻度

[1] 发展商数(Developmental Quotient,DQ)用来量化儿童智力。

三、伴有眼疾的智力障碍性疾病

1. 唐氏综合征(Down's syndrome) 又称先天愚型或21三体综合征,为21号常染色体畸变所致的疾病,以先天智力障碍、特殊面容、多器官畸形和生长发育障碍等为特点。智力障碍为轻度到重度受累,智力水平随年龄增长而逐步降低,特殊面容包括眼间距宽,鼻梁低平,眼裂小,眼外侧上斜,内眦赘皮,耳小低位,硬腭窄小,张口伸舌且伴流涎;多器官畸形包括先天性心脏病,甲状腺疾病,胃肠道畸形,骨骼疾病等;生长发育障碍常表现为头围小四肢短,出牙延迟且常错位,骨龄落后,部分患儿有通贯掌。其眼部病症为屈光不正及斜视的发生率大于一般人群,内斜比外斜发生率更高,结膜炎(因泪腺功能受损)、眼球震颤、虹膜异色或缺损、晶状体混浊、圆锥角膜、视盘发育不全等。

2. 脑瘫(cerebral palsy,CP) 又称大脑性瘫痪,表现为非进行性的运动、肌张力、体态的功能障碍,严重程度各有不同。该病由未发育成熟大脑的缺陷和损害引起,是一种中枢神经紊乱而导致的身体发育延迟,包括运动异常、平衡紊乱和智力迟钝。脑瘫的病因包括妊娠期或出生后铅中毒、宫内缺血缺氧、先天性大脑异常、围生期代谢紊乱、脑室内出血、头部外伤、感染、中毒或营养不良等。一般表现为不同水平的运动功能下降,如步态笨拙、运动控制力下降。其他的全身系统问题还包括癫痫、感觉障碍、认知障碍、说话和语言表达困难、心血管并发症、胃肠道问题和龋齿等。眼部病症有屈光不正、斜视(内斜比外斜略多)、弱视、眼球震颤、调节能力差、眼球运动功能差、视神经萎缩、白内障、小眼球、视神经缺损、视网膜脉络膜缺损等。

3. 脆性X染色体综合征(fragile X syndrome) 是一种遗传性智力发育障碍,是与X染色体相关联的疾病,由于核苷酸重复序列(胞嘧啶、鸟嘌呤)数目异常和异常的甲基化所导致。该类病人高度屈光不正、调节异常、斜视、眼球震颤等发病率较高。

4. 脑部其他疾病 由脑血管意外、占位性疾病、感染、中毒性脑病、头部外伤等引起。

四、智力障碍合并低视力的视觉康复

对于智力障碍合并视力障碍病人的视觉康复,目的是尽可能提高病人适应社会环境的能力,同时也要考虑到病人的智力水平及身体状况,多部位多器官的康复应尽量一起进行,方有可能获得良好的效果。

1. 屈光不正的处理 对合并有屈光不正的智力障碍病人,应予以仔细验光及矫正;对于唐氏综合征的青年人常常存在着调节不足,因此可以考虑双光镜或渐近性眼镜予以矫正;但对于伴有全身肌肉运动障碍的智力障碍病人,由于难以保持稳定的头位,因此无法配戴双光或者渐近性眼镜;而对于重度智力障碍者即使伴有高度屈光不正,也难以验配合适的眼镜处方。

笔记

2. 助视器验配　一般来讲,对智力障碍病人验配助视器比较困难,教会他们如何正确使用则更为困难。比较容易掌握其使用方法的助视器是近用眼镜式助视器,其次是单筒望远镜式助视器,后者常需系一绳子挂在颈下,以防丢失。

3. 其他训练　眼球运动训练、眼球快速扫视训练、追踪训练、调节训练、知觉运动功能训练等。

五、智力障碍的预防

智力障碍迄今尚无有效的治疗方法,随着对智力障碍病因研究的日渐深入,从病因入手预防智力障碍已成为降低智力障碍发生的重要途径。智力障碍的预防体系分为一级预防、二级预防和三级预防。

1. 一级预防　又称智力障碍的初级预防或病因预防,是指预防引起智力障碍的伤害或者疾病发生,这是预防智力障碍的关键环节,主要有两条途径。其一是开展调查研究,探究智力障碍的病因;其二是针对病因采取相应的措施,如育龄妇女接种风疹疫苗,防止怀孕期间感染风疹而导致胎儿患风疹病毒综合征;设立遗传咨询门诊,降低与智力障碍有关的遗传性疾病患儿的出生;加强围生期保健,保证小儿顺利出生,避免因缺血、缺氧而造成脑细胞受损,导致智力障碍。但是一级预防存在其自身的局限性,如果导致智力障碍的病因不清楚时则无法开展一级预防工作;还有的疾病病因即使已经清楚了,也不一定有相应的预防措施。

2. 二级预防　即发生伤病后防止智力障碍的发生。二级预防的主要措施包括早发现、早诊断、早治疗。具体可通过产前诊断、健康普查或定期健康检查等措施,一旦确诊早期给予治疗。如苯丙酮尿症是一种先天性代谢病,如果对新生儿进行该病的筛检,早期诊断并开展饮食治疗(低苯丙氨酸饮食),则可避免对智力发展的影响,避免智力障碍的出现。

3. 三级预防　是指在智力障碍发生之后,采取综合治疗措施,预防并发症及智力障碍的进一步加重。可通过采取教育训练、康复训练及支持性医疗等措施,以达到改善功能,减轻智力障碍的程度,防止智力障碍的进一步加重。

第三节　低视力对个体心理过程和心理特性发展的影响

视觉是人们感知客观世界的主要途径,低视力个体由于部分丧失了视觉功能,从而丧失了感知客观世界的主要途径。与普通个体相比,低视力个体接受外界信息的途径以及环境、教育有所不同,这使得低视力个体与普通个体相比,两者在心理(心理过程和人格)的发展方面存在差异。

一、低视力对个体心理过程发展的影响

心理过程是心理活动的基本形式,主要由认知过程、情感过程和意志过程构成,其中认知过程又包括感觉、知觉、记忆、思维语言等心理活动,以下主要从视力障碍(因低视力与盲对于个体心理的影响有类似性,故在此也将盲人的心理特点一并作介绍)对个体认知过程的影响来展开叙述。

(一)低视力对个体感觉发展的影响

感觉是人脑对直接作用于感觉器官的客观事物之个别属性所做出的反映,包括视觉、听觉、嗅觉、味觉、触觉、运动觉、平衡觉和内脏感觉。人的认识活动是从感觉开始的,感觉是其他心理活动的基础。低视力从客观上就要求其他感觉要代偿视觉功能、补偿视觉缺陷,因此低视力病人感觉发展有如下的特点:

笔记

1. 视觉 低视力即个体只能感知部分或不太清晰的视觉信息,因而个体无法依靠直观经验掌握某些概念,如颜色、空间概念等。另外,视觉在整合各种感觉、形成对事物的全面认识中扮演着重要的角色,低视力个体需要利用其他各种感觉间的协调和整合来感知客观刺激,这使得感知的速度和协调性方面要落后于正常个体。

2. 听觉 听觉是低视力病人重要的远距离感觉,是获取外界信息的主要手段,是他们最主要的学习、交流、活动途径。在生活中低视力病人更加注意获取听觉信息,久而久之形成较高的听觉注意力,对声音信息的分析也更为细致,形成较高的听觉选择能力。长年累月的听觉经验积累,便可形成较高的听觉记忆力。

3. 触觉 触觉是低视力病人除听觉外最主要的感觉。由于低视力病人主动积极地利用双手"以手代目",使得他们的触觉感受性高于普通人。他们使用触觉分辨物体的各种不同属性(如大小、形状、结构、温度、光滑度、硬度、重量、比例、距离、方向等),并通过触觉来学习盲文。

4. 障碍觉 有些盲人在行走时,似乎能够感觉到挡在路上的障碍物,并主动地回避绕开,这种能力被称为"障碍觉"。大量研究表明,随着经验的积累,盲人能够逐渐掌握普通人所忽视的声音的回声辨别技巧,其面部触觉能够注意到空气流动形成触压觉的细微差别。尽管障碍觉对于盲人的行走是很重要的,但是容易受到外部噪声的影响。此外,个体需要相当缓慢地行走才能及时作出反应。

(二)低视力对个体知觉发展的影响

知觉是直接作用于感觉器官的客观事物的整体在人脑中的反映,是对同一事物各种感觉的结合。视觉缺陷使得个体信息来源的主要通道被切断,其知觉与普通个体相比有自身的特点。

空间知觉是对物体空间关系的认识,包括形状知觉、大小知觉、立体知觉、方位知觉与空间定向等,空间知觉在人与周围环境的相互作用中起到重要作用。视力障碍的个人对形状和大小的感知主要通过触觉和动觉来完成,一般准确性差、速度慢。

时间知觉是脑对客观事物和事件连续性和顺序性的知觉。自然界的周期现象、有机体的各种节律性活动、计时工具等都是低视力病人知觉时间的依据。

运动知觉是对物体在空间中位移的知觉。低视力病人对于物体的运动知觉主要依赖于听觉和触觉。

(三)低视力对个体记忆发展的影响

记忆是通过识记、保持和再现等方式,在头脑中积累和保存个体经验的心理过程,它是一种积极、能动的活动,人们动作技能的形成、语言和思维的发展以及能力的形成、习惯的养成甚至人格的发展都与记忆有着密切的联系。

低视力病人由于缺乏视觉表象,因此记忆表象的种类和数量较普通个体少,更多地依靠听觉、触觉、动觉、嗅觉等感觉的表象来完成记忆,但低视力个体普遍机械识记能力较强。

(四)低视力对个体想象发展的影响

想象是人脑对头脑中已有的表象进行加工改造形成新形象的心理过程。低视力病人的想象表现出一些特点:以视觉表象为材料的想象受到限制,有比较丰富的听觉想象;想象常常带有个人想象和情感色彩,有时想象甚至是歪曲的;间接知识的获得主要靠再造想象来获得。

(五)低视力对个体思维发展的影响

思维是客观现实在头脑中通过分析、综合、比较、抽象等过程后所形成的一个概括、间接的反映。因低视力个体对外界的感知受到一定的限制,使他们对事物的分析、综合、比较等思维活动也受到一定的影响。

笔记

低视力病人形象思维贫乏，概括困难，难以用物体的整体特性来综合，容易出现片面性，不易抓住事物的本质特征。低视力病人用自己已知的类似的可以感知的事物来推理，容易出现错误。他们可借助语言工具进行形象或抽象思维，有的经常独自沉思默想，长期的动脑使他们思维更敏捷。

（六）低视力对个体语言发展的影响

语言是人们交流思想、获取知识的重要手段，在掌握语言之后，心理发展水平可有很大的提高。语言的获得和巩固，一般要由视觉、听觉、动觉，即看、听、说、写这几项活动共同来完成。由于受视觉障碍的影响，低视力个体在模仿和学习语言时主要靠听觉和触觉，因此难以看到人们发音时口形的不同变化，这会造成发音不准或有口吃、颤音等现象，甚至在发音时出现面部上的多余动作；低视力病人不懂得用表情、手势、动作等帮助其语言表达；由于使用的词汇缺少视觉表象作基础，容易造成词与事物形象相互脱节的情况；他们在语言材料的积累上和丰富的方式上亦常常落后于普通人；此外，在与人交往过程中，有时有的低视力个体会出现"多语症"现象。

（七）低视力对个体注意发展的影响

注意的基本功能是对信息的选择，始终伴随着心理过程。低视力病人注意的发展与普通个体的发展规律基本相同，但由于受低视力直接和间接的影响，他们的注意又有一些特殊性。

低视力病人的注意以听觉的有意注意为主。注意分配一般在听觉、触觉等刺激之间进行。由于缺乏视觉系统无意注意的干扰，注意的稳定性相对较高。注意的外部表现通常是停止不相关的活动，凝神定气，侧耳细听；注意分散时主要表现在思想上的开小差，貌似注意，常表现为不相干的面部表情或小动作等。

二、低视力对个体个性心理特性发展的影响

个性心理也称人格，其在心理过程中形成，又反过来影响着心理过程的形成。低视力带给个体的不仅仅是身体与运动、心理过程发展的影响，同时还直接或间接地影响了个体人格的形成与发展。

（一）影响低视力个体人格发展的因素

1. 低视力的原因、发生的时间和程度　低视力的原因、发生的时间和程度的不同，对低视力病人的身心发展影响存在着很大的差异。因白内障、青光眼、角膜病、视网膜疾病等眼部疾病造成视力损害的个体，由于其脑和神经系统未受到损害，他们的智力和体力都能得到正常的发展。但如合并脑和神经系统疾病，其智力和体力的发展均会受到一定的影响。

先天性或后天早期视觉损害的低视力病人，大多动作缓慢，他们主要依靠听觉和触觉去感知周围环境，认识能力和空间定向能力差，他们的情感、意志、性格的发展也受到压抑，一般要经历3个心理调整阶段：平静期、否定期和爆发期。后天晚期视觉损害的个体，则容易缩手缩脚、动作反应迟钝，适应环境能力差，性格往往不够开朗，自卑、孤僻、情绪急躁。

2. 对自身视力损害的接纳程度　低视力病人对自身视力障碍的接纳程度是影响低视力个体人格构建的内部因素。低视力病人应该建立对自身视力状况的客观正确的认识，意识到自己与普通人的不同、低视力对自己各方面的限制和影响、能做什么以及不能做什么、低视力的补偿、康复、建立恰当的自我概念等。

如果低视力病人不能正确对待自己的缺陷，受客观上活动不便、活动范围有限的影响而封闭自我，主观上不积极地与人交往，这种隔离于社会的生活方式将会制约健康人格的形成。

笔记

3. 家庭环境   低视力个体的身心发展受到家庭经济及生活方式、父母的文化水平、家庭成员对他们的态度及教养方式等因素的直接影响。

有的低视力病人家庭经济条件好，家长文化水平较高，能以正确的态度对待，不但注意提供足够的营养，而且注意给予科学刺激，并为他们创造独立活动的安全环境，使他们身心得到正常的发展。有些家庭条件较差，特别是农村和边远地区，父母忙于生计，但由于又需考虑到安全因素，常常会限制低视力个体的活动，如把他们关在狭小的空间里；还有的父母出于怜悯或内疚，而过分溺爱，一切包办代替，过于保护他们；甚至有的父母怕别人笑话，把他们关在家里，不与他人接触，这将会导致他们在对外交往、接触同伴、接触社会等方面产生障碍。

总之，家长对待低视力个体的态度是接纳还是厌弃，是积极帮助他们自强自立还是怨天尤人，对低视力病人的身心发展起到重要的作用。

4. 学校教育   学校教育是环境的一部分，是一种经过有目的选择和提炼的特殊环境，它在低视力病人的身心发展中起主导作用。教育对低视力个体的影响是有目的、有计划、有组织的，特殊教育学校能采用较为科学的手段和方法对低视力个体进行教育和教学工作，通过缺陷补偿、心理辅导等工作，排除他们心理发展的自发性和盲目性，增强其心理发展的自觉性与目的性，达到发挥其潜能的目的。

5. 社会环境   社会环境包括心理社会环境（如人的行为、风俗习惯、法律和语言等）和物理社会环境（如建筑物、道路等）。社会环境对低视力个体的影响是潜移默化的，如果社会对低视力病人抱有偏见，甚至于歧视的态度，环境中缺少符合他们需要的无障碍设施等，都会影响视力损害者人格的正常发展，会出现自卑、无助、焦虑、缺乏归属感等人格障碍。

（二）低视力病人的人格特点

1. 气质方面   低视力个体的气质倾向以黏液质和抑郁质类型的居多，而多血质和胆汁质类型的人数较少。

2. 能力方面   低视力个体的听觉分辨能力、触觉能力比普通人高，但普遍存在着应变能力尤其是应变新环境的能力差、定向行走能力差、操作能力差等现象。生活、劳动、运动等能力的形成和发展都比普通人晚而且慢。

3. 性格方面   性格是人对客观现实的稳定态度和习惯化了的行为方式中表现出来的人格特征。低视力个体有的在对社会、集体、他人的态度上，表现出自私、漠不关心、缺乏同情心的性格倾向；有的对待学习非常认真、踏实，而在对待体力劳动则表现得懒惰。对自己的态度方面通常表现为异常的自尊、自负或自卑。性格的意志特征方面主要表现为依赖性、不果断性和坚韧性，而在性格的情绪特征方面多表现为容易被情绪困扰、情绪不稳定、消沉、敏感、抑郁、焦虑、固执。

第四节   低视力病人的心理康复

人从外界环境中接收各种信息时，约 90% 以上的信息从视觉通道输入。低视力及盲的个体由于视锐度或者视野受损，以致无法达到正常视力，使得视觉系统输入量明显减少，从而对个体认知的广度、深度、速度产生明显影响，使得个体的心理发展异于健康人；同时大量研究表明，低视力及盲人的心理障碍发生率显著高于一般人群，所以当他们以视力损害就诊于眼科或者视光科时，医生在对病人进行视觉评估和治疗的同时，还应关注其心理状态，对存在心理问题的个体及时予以转诊和心理干预，使病人可以及时得到身体和心理两方面的康复服务。

笔记

一、对低视力及盲的认识误区

1. 视力障碍就是看不见　　绝大多数普通人一听说"视力障碍"马上就会认为是"眼前漆黑一片"、"暗无天日"，而实际情况并非如此。因为低视力和绝大多数"盲人"都还有一些残余视力，而真正"全盲"的只是极少数人。

2. 盲人生活在黑暗里　　"黑暗"是对没有光线的环境的一种视觉感受，是一种看见的结果，没有光感的人，反而不知道什么是黑暗。他们的面前什么也没有（没有光明，也没有黑暗，除了声音、气味等），什么也没有并不等于黑暗。"盲人生活在黑暗中"是正常人试图理解"看不见"而臆断出来的。

3. 恐惧感　　许多人会将低视力及盲泛化到其他方面，认为视力障碍的影响和痛苦远远大于其他障碍，并将自己对黑暗的恐惧从"盲"迁移到低视力者身上。事实上，低视力及盲人与普通人实质性的差异只存在于视觉方面，他们并不可怕。视力有障碍的人生活在视觉社会里，处处都感到不方便，他们对这个世界也会心存恐惧，因此双方的交流和理解非常重要。

4. 过度怜悯　　视力障碍者学习的不便、生活的艰辛、求职之不易等等，使得这一弱势群体更易被人们所怜悯与关注。虽然这份怜悯之心是理解、关心、帮助他们的基础，但视力障碍者也是与健康人一样平等的个体，他们更渴望得到尊重、理解和关心。

5. 神秘　　提到盲人，许多人的第一感觉往往是比较神秘，眼睛看不见，从来不撞到树上，也不会撞到墙上，他们的耳朵特别"尖"。其实不然，研究表明盲人的听觉系统与普通人并无明显的器质性变化，不同的是盲人的听觉器官获得了更多的刺激机会，形成了更高的听觉注意力和选择能力。同时他们能利用普通人所忽视的障碍觉使自己在行走时不碰撞到障碍物。

6. 迷信　　提起盲人，有些人马上还会与"算命"、"报应"等封建迷信联系起来，觉得盲人神秘的同时也觉得盲人的"可畏"。人们往往迷信盲人的"聪明"、"灵验"，其实不然，盲人算命只是他们能从不同的来者中综合各方面的信息，再加上简单的心理推导而已。

二、低视力儿童的心理康复

（一）低视力儿童早期康复训练的意义

低视力虽然并不直接影响儿童的生长和发育，但由于视觉功能受到损害，低视力儿童没有充分的刺激来激发运动的动机和兴趣，而由于缺乏视觉模仿学习，加上环境和教育的不利，使低视力儿童的运动能力受到影响。诸多不利因素的影响使低视力儿童的身体发育趋于不良。如果没有特殊帮助，低视力儿童与普通儿童者之间的差距几乎是呈渐进式的，因此有必要对低视力儿童进行早期的康复训练，具体如下：

1. 通过早期教育尽早补偿低视力儿童的视觉缺陷。
2. 通过早期康复训练改变低视力儿童的脑部的结构。
3. 通过早期康复训练保护低视力儿童心理活动尽可能正常地发展。
4. 早期康复训练与教育可提高低视力儿童对外界环境的适应能力。

（二）感知运动康复训练

无论是哪一种感知觉都是在实践过程中逐步发展的。离开了实践锻炼，低视力儿童的身心无法健康地发展。儿童主要是通过视觉、听觉、触觉和运动觉等感觉来获得信息的，也可少量地通过嗅觉和味觉来获得。每一种感受器接收到有限的信息，综合起来才能感受到完整的事物特征。

低视力儿童由于损失了部分视觉，因此必须教授他们利用别的感觉器官来替代眼睛的

笔记

作用,去获得外部的信息,这个过程叫感知训练(perception training)。感知训练的目标不是提高感知觉的生理灵敏度,而是去帮助他们拓展更多的感知机会,发挥这些感官更多的潜能,使其感知觉功能可以基本满足学习、生活的需要。

1. 触觉训练

(1)辨认物体形状(圆形、方形、三角形、不规则形等)。

(2)辨认物体的触感(粗糙与光滑、坚硬与柔软、干燥与潮湿等)。

(3)辨认物体的轻重。

(4)辨认物体的温度(如冰块、烤热的面包)。

(5)盲文符号的辨别。

2. 听觉训练

(1)辨别日常各种声音(如风声、雨声、水流声、交通工具声、动物的叫声、人们说话的声音、各种乐器声等)。

(2)声音辨别能力训练(如听声识人,从他人的语气中辨别说话者的情绪状态)。

(3)听觉选择性训练,从背景中选择特定的声音。

(4)辨别声音的方向、强弱、远近等。

(5)听觉记忆训练,如电话号码、地址等。

(6)根据声音的来源与回声差异,判断空间的形状、大小、距离等。

3. 味觉和嗅觉训练

(1)辨认日常生活中的不同气味。

(2)通过气味辨认特殊场合。

(3)通过气味辨认食物(如水果、点心、菜肴等)。

(4)通过气味估计方向与距离等。

4. 剩余视觉训练 要让有剩余视觉的儿童尽可能使用其剩余视觉,辨别各种物体离他们的远近,辨认物体的大小、颜色及几何形状。鼓励他们将物体靠近仔细观察。

5. 运动觉训练

(1)大动作训练(如打滚、爬山、仰头等)。

(2)精细动作训练(穿珠子、捡豆子、堆积木、叠玩具等)。

另外,在感知训练过程中,要善于利用各种感觉协助理解其他感觉的信息进行训练。

(三)初步认知康复训练

低视力儿童认知康复的核心就是及时让其认识身边的事物、正确掌握各种概念。一般常用概念包括自我概念、周围人群、各种家具、家庭住房结构及功用、时间概念、常见职业、各类自然现象、劳动工具、日常生活用品、不同的路面、各类食品、蔬菜与农作物、水果、颜色、重量的概念、交通工具、建筑物、常见动物、计时器、量的概念等。

(四)生活技能康复

生活技能康复训练的主要任务是培养低视力儿童衣、食、住等方面的生活能力,其内容包括:①衣着(着装、衣物洗熨、衣物存放等);②饮食(食物购买准备、烹饪技能、用餐等);③居住(个人卫生、家庭卫生、居住安全等)。

(五)定向行走康复

对低视力儿童进行定向行走康复训练,目的是使他们能形成正确的时间和空间概念,掌握定向行走的基础知识和基本技能,基本能做到在家里、屋前屋后、社区环境中安全、有效、独立地行走。通过定向行走的康复,低视力儿童可以走出家门,更好地融入社会。

(六)个别矫正

约1/3的学龄低视力儿童伴有至少1项的其他问题,这就要求针对个别低视力儿童的

笔记

特殊问题及时补偿其缺陷,矫正其异常。

1. 通过物理治疗(physical therapy,PT,又称身体治疗)来矫正肌无力、关节活动范围受限、身体姿势异常、步态异常等问题。

2. 通过职业治疗(occupational therapy,OT)来帮助解决双手的协调能力、手指协调能力和灵活性等问题。

3. 通过感知运动整合(sensory motor integration,SMI)解决他们感知整合紊乱的现象,如触觉防御(皮肤感觉阈限的异常)、注意力涣散、过分安静、缺乏自控能力等问题。

4. 通过音乐治疗(music therapy)的方法矫正低视力儿童无名的不公平感、对普通人或社会有敌意、消极的自我保护防御或自卑情绪、内疚感、怨天尤人、自怜、冷漠消沉、悲观厌世等情绪情感问题。

5. 通过心理治疗(psychological therapy)帮助解决沉于幻想、过于焦虑、多疑、恐惧、依赖、自卑、孤独、困惑不安、消沉、悲观等心理异常问题。

6. 通过言语矫治(speech correction)解决发音不准、有颤音、咬音不准、口吃、"多语症"等问题。

三、成年低视力病人的心理康复

相对于低视力儿童来说,大部分成年低视力病人有过健全的视觉经验,重新适应、接受受损的视功能状态尤为不易,因此其因创伤或疾病导致的视力损害,使其形成区别于低视力儿童的心理特征:成人在认知形成后发生视力损害,可凭借之前的视觉记忆,同时运用听觉、嗅觉、触觉等感知觉记忆为基础来对事物进行再认识,辅助其重新适应环境;认知形成后视力损害人群有视觉想象力,他们可以根据自己之前已有的视觉经验,在自己的头脑中形成新形象,想象结果的准确程度要明显好于认知形成前发生视力损害的人群;认知形成后视力损害者的知觉选择性相对容易,恒常性稳定,他们有过受教育、学习、培训的经历,经验丰富,直觉选择相对要容易很多。

对于认知形成后视力损害的成人而言,其注意、记忆、想象、思维等方面的发展水平与正常人水平相当的。但是视觉损害作为一种心理应激,经历过充满光线和色彩的世界,他们一下子跨入未知的世界,做事情总是受到限制,周围熟悉的一切都变得陌生、被动,在心理上的适应更为困难。因此成年低视力病人的心理康复是低视力康复的重要环节之一。在成年低视力病人的康复计划上,心理康复并不是单列的一项康复项目,而是应融合进每一项康复计划中,不断在康复活动中体现。

(一)低视力病人自我心理康复

1. 树立对自身疾病的科学认识 低视力者应该科学地了解自身视力损害的原因、目前视力的状况、预后,应该承认视力障碍的确是一件痛苦的事,但并非是世界末日,失明不是任何人的错,也不是自己过度用眼导致的,只是不幸碰上而已。应该将自己的眼部情况如实告知家人朋友,坦然面对自己的病情。并应经常约见医生,观察病情,通过药物治疗或手术治疗使视功能得以保持或改善。

2. 做好补偿缺陷训练 低视力者应该认识并接受低视力所带来的诸多限制,不参与由于视力差而变得不安全的活动,比如驾驶等。应该了解自己目前的优势,并充分利用自己的优势,扬长避短,克服低视力带来的不良影响。低视力者如能充分利用触觉、听觉、嗅觉等其他感觉的补偿作用,学习一些日常生活技能,可以做到生活自理;同时,应该尝试其他所能从事的各种工作,比如可以用触觉学习盲文以及按摩、推拿等技术,或发挥自己的听觉优势,学习一些音乐、乐器等。

3. 培养积极的生活态度 低视力者应该多看一些正面人物的事迹,以此激励自己,增

笔记

强与伤残作斗争的勇气、树立积极的生活态度。低视力者应该处理好与家人、邻里、朋友的关系，积极主动地与普通人以及有同样视力损害的同伴交流分享经验，相互鼓励。

应该借助助视器阅读，用知识武装自己，让自己更加充满力量。同时，应该培养一些自己的兴趣爱好，比如上网、手工、听音乐等。积极参加残联、社区等组织的与普通人的一些活动，感受社会和他人的关爱。同时，也应该做些力所能及的事回报社会，对于他人的帮助要满怀感恩之心。

低视力者应该培养自己热爱生活、乐观、不怕困难、积极向上的进取精神。坚信只要有积极的心态，低视力者也可以活出精彩的人生。

（二）与低视力病人交往的注意事项

普通人应该用平常的心态和平等的态度与低视力者进行交往，同时，也要对他们多一些理解、关心和耐心。

1. 交谈时注意事项 在与低视力病人距离约一两米远时，首先应该有一个声音的提示，让他知道你就在附近，并应向他简单地介绍一下自己，这可以让对方产生信任感和安全感。在交谈过程中应该用诚恳而平和的语气，保持正常的语调和语音与他们讲话。

与低视力者在一起时，不要窃窃私语或者互相用手势交流，让他们产生猜测，感到不舒服。说话过程中要礼貌用语，比如避免用带"瞎"等字眼。如果遇到两个或以上的低视力病人，应该分别与他们打招呼，免得他们猜忌，当要对其中某一人讲话时先用他的名字，提示正在对他说，如中途要离开时，必须事先告诉对方。

应该教会低视力者日常生活中基本的一些概念，并鼓励他们使用残余视力，鼓励他们与家人和朋友进行沟通与交往。

2. 握手时注意事项 切勿大声呼喊或突然向低视力者握手和拥抱，以免使其受到惊吓。在握手前应首先进行语言提示，当低视力者先伸出手时，应主动相迎，如两位低视力者需要握手时，应该要及时引导他们的手接触。

3. 引导时注意事项 应该先询问低视力者是否需要帮助，获得对方同意后方可为他作引导。引导时不能拽着他走，这样会给他带来很大的不安全感。正确的做法是要让对方扶住你的胳膊，引领他自己做动作，在引路过程中，要尽量多地向他描述讲解周围的情况，即人、道路、环境所发生的变化，而且对于方位的讲解要清楚准确如"在你前方 1m 左右"而不是"在前方"，等等。比如当走进一间房间或会议室时，要告诉他现场有多少人、布局如何以及大致的环境等。

四、他人对待低视力病人的态度

（一）家人和朋友的态度

家人和朋友的态度是影响低视力者对自身视力状态接纳与否的一个重要因素。一般而言，家人会比低视力者自身更早地想要帮助他获得独立，而低视力者通常考虑更多的是眼部疾病的治疗而非自身获得独立。当病人觉得还有人信任他，并鼓励他独立时，便会更容易地接受视力损害的现实，从而更有利于独立性的重新获得。

家人对待低视力者的消极态度主要有两种类型：第一种表现为对低视力者过度地照顾和关心，比如当病人在房间内独立行走时，他们会紧紧地抓住他直到其安全地坐到椅子上；或者当病人有任何需要时，他们都会立刻帮助其完成。尽管这种举动的出发点是好的，但对病人自尊和独立性的重新获得以及自我价值的重新构建会是一个极大的障碍。第二种是家人不但不给予低视力者以帮助，反而会阻碍病人对视力损害现实的接受。由于许多低视力者没有任何的外部特征，所以当他因为不能独立去购物或者无法拨通他人电话而需要寻求帮助时，家人通常认为他这样做完全是为了博取同情或因为懒惰。家人的这种态度会产生负面影响,久而久之,使得病人在情感上会放弃寻求他人的帮助。

低视力者如果不告诉朋友自己视力障碍的现实,就有可能导致某些行为不能被理解,甚至误解。比如连续出错牌或写错电话号码,朋友们可能会怀疑他的智商;因为不能看清对方的面孔,与人交谈时可能会被误解为不够友善。这些误解会导致低视力者拒绝参加社交活动,久而久之会导致孤独和抑郁。所以,低视力者应该告知家人和朋友自己视力障碍的现实。

(二)低视力医生的态度

通常情况下,一些低视力医生给低视力者做检查时,会给他一些鼓励。医生可能会因为病人此次检查时比上次多辨认出一个视标而表扬他,这种鼓励可能会导致病人产生不切合实际的幻想,他会认为自己的视力正在提高,并会继续提高,所以下次复诊时他就会带着很大的期望。这种期望只会让病人推迟接受视力损害的现实,他会继续寻求各种治疗的方法,这也阻碍了病人自尊和自我独立的重新获得。因此,低视力医生不应该给病人不切合实际的鼓励,医生所能提供给低视力病人的帮助有:

1. 如实地告知病情 低视力医生在给病人做检查时,最佳的选择是应该如实地告知病人当前的眼部情况,但在告知时应该注意以下几点:首先,必须要用最通俗易懂的语言解释疾病的诊断并对疾病的预后作详细的解释,因为当病人不能理解他的眼睛的情况时,会产生恐惧和误解。其次,在向病人解释原因时,必须让他了解到视力的丧失并不是由于先前过度用眼导致的,如过多的阅读、针线活、或在暗的环境下看电视等,因为许多病人害怕是由于自己先前做了某些事情而导致了视力的损害,所以如病人不了解原因的话,他们可能会停止阅读或减少使用视力。再次,在与病人交流时,要让他了解到盲与低视力的区别,同时也应该如实地告知他视力不会有明显的提高。

由于家人会知道低视力者许多重要的信息,所以他们的支持是很重要的。因此医生必须在告知病人且获得同意的情况下,让其家人一起参与交流讨论。但在交流的过程中,医生不要一味地与家属讨论而忽视了病人,应该更多的是向病人直接提问,而且针对病人的提问也需要病人自己来回答。否则,就会给病人造成被忽视的感觉,从而对医生产生不信任感,这会对低视力检查产生消极的影响。

2. 支持群体的建立 低视力者都会经历过孤独和害怕,与有同样经历的人们分享各自的这种感受是非常有意义的。低视力中心可以帮助低视力者建立支持群体(support groups),下面是几种可供选择的形式:

(1)定期(如每两月一次)在低视力中心或其他某个地点进行一次集会。这可以是一个单纯的社交聚会,低视力中心的工作人员仅仅是帮助宣传和协调。这也可以是一个更加正式的聚会,如每次邀请一个会员演讲,会员可以来自于当地的康复机构、低视力助视器供应商、低视力中心或其他支持团体和组织。

(2)在得到低视力者同意后,可以互相提供的名字和电话号码,这样他们就可以相互致电讨论问题或相互得到支持帮助。

(3)定期(如每月一次)安排相同疾病的病人一起来复查眼睛。通过这种方式,他们可以进行相互交流,也使得他们的候诊时间变得更加有意义。通过这种方式,病人之间就不用另安排时间约见了。医生可以将每个月的某天定为"黄斑变性日",某天定为"糖尿病性视网膜病变日"等。

病人也可以选择其他的方式进行相互接触交流。在交流中,让病人之间相互分享自己的经验,能够帮助他们在心理上更加轻松地适应,为低视力助视器的验配和康复训练做准备。但是,医生应该设法将病人按照疾病的不同阶段安排在不同的组,因为如果所有的病人的视力损害都是最近出现的,他们就会分享彼此的恐惧和怨恨。而那些已经接受了视力

笔记

二维码 7-1
扫一扫,测一测

丧失的现实、配了助视器并获得了独立的病人,可以给其他人以鼓励和重塑对未来的希望。

尽管儿童比成人更容易适应视力损害的现实,但他们的父母会有忧虑和害怕的心理。通常地,他们会非常乐意与其他低视力的孩子父母会面,彼此分享经验,相互支持。低视力中心可以帮助组建一个这样的团体,鼓励低视力儿童的父母参加,或者让父母们自行组建这样的团体。

（魏　欣　徐肃仲）

参 考 文 献

1. 孙葆忱. 临床低视力学. 北京:人民卫生出版社,2013

2. 李凤鸣,谢立信. 中华眼科学. 第3版. 北京:人民卫生出版社,2014

3. 姚树桥,孙学礼. 医学心理学. 第5版. 北京:人民卫生出版社,2008

4. 第二次全国残疾人抽样调查领导小组. 中华人民共和国国家统计局. 2006 年第二次全国残疾人抽样调查主要数据公报. 中国康复理论与实践. 2006,12(12):1013

5. 第二次全国残疾人抽样调查残疾标准. 中国残疾人. 2006,5:7-9

6. 孙喜斌,刘志敏. 残疾人残疾分类和分级《听力残疾标准》解读. 听力学及言语疾病杂志. 2015,23(2):105-108

笔记

汉英对照索引

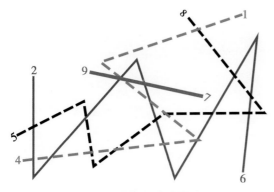

彩图 4-2　带有号码的各种不规则图

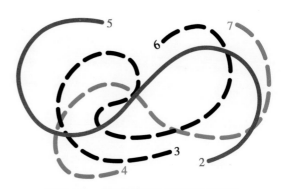

彩图 4-3　用望远镜进行训练的曲线图

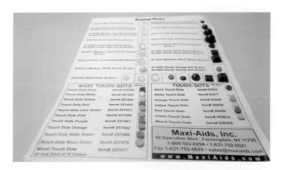

彩图 4-12　塑料立体凸点

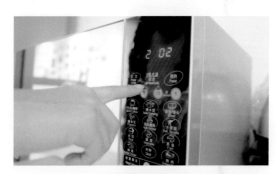

彩图 4-13　立体颜料制作的凸点标记

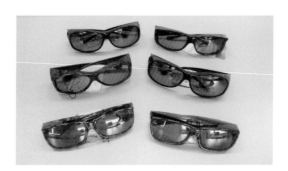

彩图 5-10　滤光眼镜